W0096014

❏ Achten Sie auf versteckte Fette und setzen Sie im Alltag bevorzugt auf fettarme Alternativen.

❏ Wiegen Sie sich nicht jeden Tag. Genießen Sie Ihr neues Körpergefühl und statten Sie der Waage nur einmal pro Woche einen Besuch ab.

Abnehmen ohne zu hungern

Angenommen, Sie sind Typ-2-Diabetiker und bringen vielleicht auch ein paar Pfunde zu viel auf die Waage. Sie spritzen kein Insulin, leiden also nicht an einem Insulinmangel. Dann ist Ihr Hauptproblem die Insulinresistenz. Im Gegensatz zu einem Typ-1-Diabetiker haben Sie nämlich noch genug Insulin. Sie müssen nur dafür sorgen, dass es seine Wirkung wieder entfalten kann. Und die Wurzel dieses Übels liegt unter anderem in den ungeliebten Pölsterchen an Bauch und Po. Bauen Sie Ihr Übergewicht ab, dann kämpfen Sie gleichzeitig auch gegen die Insulinresistenz an – sie ist es, die Sie krank macht!

Mit einigen Pfunden weniger fühlen Sie sich nicht nur wohler, sondern geben gleichzeitig Ihrem Körper wieder die Chance auf einen funktionierenden Zuckerstoffwechsel. Mit der richtigen Ernährung und einem Plus an Bewegung geht das leichter, als Sie denken. Sie verlieren dabei nicht nur Pfunde, sondern vielleicht sogar Ihren Diabetes.

Wichtiger Hinweis:
Die im Buch veröffentlichten Ratschläge wurden mit größter Sorgfalt
von Verfassern und Verlag erarbeitet und geprüft. Eine Garantie
kann jedoch nicht übernommen werden. Ebenso ist eine Haftung
der Verfasser bzw. des Verlages und seiner Beauftragten für Personen-,
Sach- oder Vermögensschäden ausgeschlossen.

Genehmigte Lizenzausgabe für Verlagsgruppe Weltbild GmbH,
Steinerne Furt, 86167 Augsburg
Copyright der Originalausgabe © Knaur Ratgeber Verlage 2005
Ein Unternehmen der Droemerschen Verlagsanstalt Th. Knaur
Nachf. GmbH & Co. KG, München
Alle Rechte vorbehalten

Bildnachweis:
Fotos: IFA-Bilderteam/Kihler G. u. M. S. 8, IDS S. 54; Jump/M.S.
S. 38, wk S. 122; Mauritius Images/Phototake
S. 22; Photodisc S. 7, S. 13, S. 21, S. 27, S. 30, S. 31, S. 32, S. 40,
S. 42, S. 44, S. 46, S. 66, S. 71, S. 74, S. 89, S. 90, S. 91, S. 95,
S. 112, S. 129, S. 133, S. 139;
Stockfood/Leigh Beisch S. 64; Zefa masterfile/Pierre Arsenault S. 92.

Das Werk einschließlich aller seiner Teile ist urheberrechtlich geschützt.
Jede Verwertung außerhalb des Urhebergesetzes ist ohne
Zustimmung des Verlages unzulässig und strafbar. Das gilt
insbesondere für Vervielfältigungen, Übersetzungen,
Mikroverfilmungen und die Einspeicherung und Verarbeitung
in elektronischen Systemen. Bei der Anwendung in Beratungsgesprächen,
im Unterricht und in Kursen ist auf dieses Buch hinzuweisen.

Projektleitung: Franz Leipold
Redaktion: Dr. Rainer Schöttle
Herstellung: Veronika Preisler
Bildredaktion: Sylvie Busche (Ltg.), Margit Schulzke
Umschlaggestaltung: bürosüd° GmbH, München
Umschlagmotiv: LWA / Getty images
Gesamtherstellung: CPI Moravia Books s.r.o., Pohorelice
Printed in the EU
978-3-8289-3537-2

2014 2013 2012
Die letzte Jahreszahl gibt die aktuelle Lizenzausgabe an.
Einkaufen im Internet:
www.weltbild.de

Claudia Praxmayer | Dr. med. Josef Öller

Diabetes Typ 2

So heile ich mich selbst

Weltbild

Inhalt

Inhalt

Vorwort

Diabetes ist nicht heilbar, aber sehr gut behandelbar. Zwar wird kein Diabetiker seine Krankheit ohne die Begleitung seines Arztes behandeln können, aber jeder Diabetiker muss so viel wie nur irgendwie möglich über seine Erkrankung wissen. Er sollte in der Lage sein, seine Krankheit weitgehend selbst zu managen, mit dem Hausarzt im Hintergrund. Die Lebensqualität des Diabetikers wächst mit seiner Selbstständigkeit, seine Ängste schrumpfen mit dem Wissen.

Dieses Wissen um die Ursachen und um die Zusammenhänge einer »Volks«-Krankheit sowie die Kenntnisse, wie man dem Diabetes seine Schrecken und seine Komplikationen nehmen kann, vermittelt in herausragender und sehr fundierter Weise dieses Buch – ein Ratgeber, der für die Betroffenen, d.h. für die Patienten geschrieben ist. Anders als die Fülle von Ratgebern und Broschüren ist dieses Buch aus einem Guss. Man kann es durchlesen, also studieren, oder man kann es hernehmen, um die gerade anstehenden Fragen punktuell zu beantworten.

Dieses Buch hilft im wahrsten Sinn des Wortes weiter, es ist eine Informationsquelle für jeden Diabetiker, der seine Erkrankung »in den Griff kriegen« und sich seinem Schicksal nicht willenlos ausliefern, sondern es aktiv steuern und beeinflussen will. Man kann es nur jedem Diabetiker empfehlen, um ihm die Möglichkeit aufzuzeigen, wie er sein Leben mit Diabetes lebenswert gestalten kann.

München, im Winter 2005
Dr. med. Josef Öller, Internist

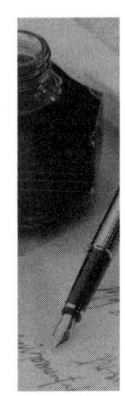

Wer ist besonders gefährdet, an einem Typ-2-Diabetes zu erkranken?

Besonders aufmerksam sollten Sie sein, wenn

❑ im engen Verwandtenkreis (Eltern, Geschwister) ein Typ-2-Diabetes bekannt ist

❑ bei früheren Untersuchungen bereits einmal ein »gestörter« Nüchternblutzucker (110 – 126 mg/dl = 6 – 7 mmol/l) festgestellt wurde

❑ Sie übergewichtig (ab einem BMI (Body Mass Index) von 25) sind

❑ Sie über 70 Jahre alt sind, denn mit zunehmendem Alter steigt auch das Diabetesrisiko

❑ Sie an einem Bluthochdruck (ab Werten von 140/90) leiden und erhöhte Blutfettwerte (z. B. Triglyceride höher als 250 mg/dl = 2,8 mmol/l) haben

❑ Ihr HDL-Cholesterin (»gutes Cholesterin«) niedrig ist (weniger als 35mg/dl = 0,9 mmol/l)

❑ in der Vorgeschichte ein vorübergehender »Schwangerschaftsdiabetes« bestand.

❑ Sie zu den besonders gefährdeten ethnischen Gruppen zählen (z. B. bestimmte asiatische und afrikanische Bevölkerungsgruppen).

Checkliste

Volkskrankheit Diabetes

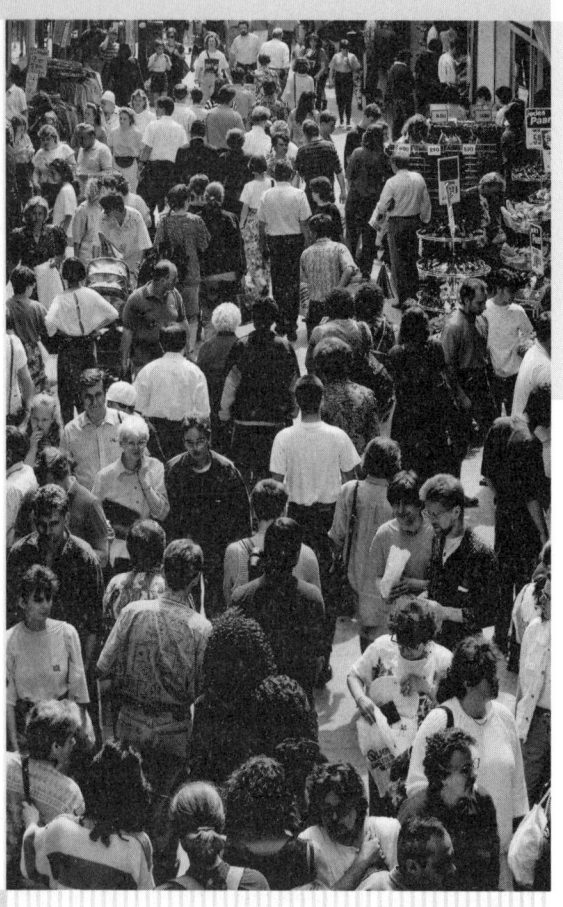

Die Krankheit mit den zwei Gesichtern

Diabetes mellitus ist die Krankheit der großen Zahlen. Etwa 150 Millionen Menschen leiden weltweit an dieser chronischen Stoffwechselerkrankung. Experten prognostizieren, dass sich diese Zahl bis zum Jahr 2025 sogar verdoppeln wird. In Deutschland liegt die Quote der Betroffenen noch etwas höher als im globalen Durchschnitt: Ungefähr sechs Millionen Bundesbürger (sieben Prozent) leben mit der Diagnose Diabetes, wobei die Deutsche Diabetes-Union davon ausgeht, dass die Dunkelziffer wesentlich höher liegt.

Was bedeutet Diabetes?

Diabetes war bereits im Altertum bekannt und erhielt in dieser Zeit auch seinen Namen. »Honigsüßer Durchfluss« heißt Diabetes mellitus nämlich wörtlich übersetzt. Die blumige Bezeichnung lässt sich auf die ursprüngliche Diagnosemethode zurückführen: Wollte ein Arzt feststellen, ob sein Patient an der Zuckerkrankheit litt, musste er dessen Urin »verkosten«. Der Urin von (unbehandelten) Diabetikern weist einen hohen Zuckergehalt auf – schmeckte also süß. Hinzu kommt das bei hohen Zuckerwerten typische häufige Wasserlassen – der »Durchfluss«.

Wie ernst diese Erkrankung ist, mussten die Menschen bis in die zwanziger Jahre des letzten Jahrhunderts leidvoll erfahren. Für sie bedeutete die Diagnose Diabetes über kurz oder lang das Todesurteil, denn es gab noch keine Möglichkeit, das fehlende Insulin zu ersetzen oder seine Ausschüttung anzuregen. Der Blutzucker stieg mehr und mehr an, die Menschen fielen ins Koma und starben schließlich. Erst die Entwicklung der ersten Insuline sicherte das Überleben von Diabetikern.

Menschen, die an Diabetes mellitus leiden, weisen bei der Diagnose einen krankhaft erhöhten Blutzuckerwert auf. Damit hören die Gemeinsamkeiten aber auch schon auf. Denn Entstehung und Therapie des Diabetes können sehr stark variieren. Deshalb unterteilt die Medizin diese Stoffwechselerkrankung grob in zwei Hauptgruppen: den Typ-1- und den Typ-2-Diabetes.

Typ-1-Diabetes

Nur ein kleiner Prozentsatz, nämlich fünf Prozent aller Diabetiker, leidet an einem Typ-1-Diabetes. Oder anders gesagt: Über 200000 Menschen in Deutschland sind von dieser Autoimmunkrankheit betroffen.

Die Patienten erkranken meist schon in jungen Jahren, weshalb der Typ-1-Diabetes früher auch als »juveniler Diabetes« bezeichnet wurde. Beginnt ein Typ-2-Diabetes eher schleichend, setzt der Typ-1 oft sehr plötzlich und dramatisch ein. Nicht selten nimmt eine solche »Diabetikerkarriere« ihren Anfang in einer schweren Bewusstlosigkeit aufgrund exorbitant hoher Blutzuckerwerte, gefolgt von einem Krankenhausaufenthalt und einer entsprechenden Diagnose.

Die Hauptsymptome des Typ-1-Diabetes sind
■ stark gesteigertes Durstgefühl und vermehrtes Trinken,
■ vermehrtes Wasserlassen,

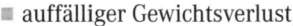
- auffälliger Gewichtsverlust,
- Müdigkeit und Leistungsminderung,
- schlechter Allgemeinzustand.

Den Grund für den Ausbruch eines Typ-1-Diabetes sehen Experten noch nicht als abschließend geklärt an. Viele Wissenschaftler sind allerdings der Meinung, dass möglicherweise Virusinfekte als Übeltäter in Frage kommen.

Mit einer Immunreaktion, einer Abwehrreaktion, versucht der Körper, solchen Infektionen Paroli zu bieten. Dabei vernichtet das Immunsystem aber nicht nur die Viren, sondern greift irrtümlicherweise auch jene Zellen der Bauchspeicheldrüse an, die das wertvolle Insulin produzieren. Damit ist der unheilvolle Stein ins Rollen gekommen, und über die folgenden Monate, oft sogar über Jahre, schreitet die Zerstörung dieser speziellen Zellen nach und nach unbemerkt fort. Ist schließlich ein Großteil der körpereigenen Insulinproduzenten vernichtet, bricht der Diabetes aus. Das eigentliche Problem ist dabei aber weniger der Virusinfekt, als vielmehr die darauf folgende fehlgesteuerte Immunreaktion. In der Wissenschaft wird ein solcher Prozess, bei dem sich das Immunsystem gegen körpereigene Strukturen richtet, als Autoimmunreaktion bezeichnet.

Sind die Zellen zerstört und ist der Diabetes ausgebrochen, kann der Körper den Zucker im Blut nicht mehr verwerten, da das Insulin fehlt. Der Blutzucker steigt mehr und mehr an. Erst, wenn eine entsprechende Insulinmenge von außen mittels Injektion zugeführt wird, normalisieren sich die Werte wieder.

Insulin – Hansdampf in allen Gassen

Wenn wir essen, führen wir unserem Körper jene Energie zu, die er benötigt, um reibungslos zu funktionieren. Dabei werden Kohlenhydrate, wie sie beispielsweise in Brot oder Nudeln stecken, verdaut und zu Zucker (Glucose), genauer gesagt: Traubenzucker, abgebaut. Zucker ist quasi unser Treibstoff. Denn einmal in den Körperzellen angelangt, wird er dort in Energie verwandelt. Um aber Glucose in die Zellen zu transportieren, ist das Hormon Insulin unbedingt notwendig.

Das für unseren Stoffwechsel so wichtige Insulin wird in speziellen Zellen (Beta-Zellen) der Bauspeicheldrüse gebildet. Erhöht sich der Blutzuckerspiegel, beispielsweise nach dem Essen, ist das für die Beta-Zellen das Signal, Insulin in die Blutbahn abzugeben. Dabei funktioniert das Hormon für den Zucker wie ein Schlüssel. Das Insulin dockt an die Körperzellen an, »schließt« die Wände auf und ermöglicht so den Einstrom von Glucose in das Innere. Gleichzeitig sinkt auch die Menge des Zuckers im Blut, da mehr und mehr davon in die Zellen gelangt. Vereinfacht gesagt: Glucose, die wir aus der Nahrung gewinnen, lässt den Blutzuckerspiegel ansteigen, Insulin senkt ihn wieder. Übrigens: Unser Gehirn benötigt zur Aufnahme von Glucose kein Insulin!

Doch Insulin kann noch viel mehr. So spielt es beispielsweise eine wichtige Rolle, wenn es darum geht, Zucker als Reserve (Glykogen) in den Muskeln und in der Leber zu speichern. 75 Gramm dieser Zuckerspeicherform, auch Stärke genannt, kann die Leber auf Vorrat halten.

Auch am Fettstoffwechsel ist das Hormon beteiligt: Insulin begünstigt die Bildung von Fett und unterdrückt gleichzeitig den Fettabbau.

Typ-1-Diabetiker leiden an einem absoluten Insulin-mangel. Ein lebenslanger Ausgleich des Insulinman-gels durch Spritzen ist notwendig. Aber mit einer gut abgestimmten Insulintherapie können Diabetiker heutzutage eine gute Blutzuckereinstellung erreichen und damit ein weitgehend normales Leben führen.

Typ-1-Diabetiker müssen regelmäßig ihre Blutzucker-werte messen sowie die Insulindosis und die Aufnahme von Kohlenhydraten aufeinander abstimmen.

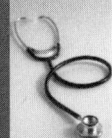

Die Sache mit der Vererbung

Die Medizin verspricht sich viel von der Genetik, der Lehre von der Vererbung. Ist erst einmal entschlüsselt, wie und warum eine Krankheit wie der Typ-1-Diabetes überhaupt entsteht und welche Gene dafür verantwort-lich sind, können daraus therapeutisch nutzbare Er-kenntnisse abgeleitet werden. Diabetes selbst ist nicht vererbbar, die Neigung, daran zu erkranken, hingegen schon. Mittlerweile kennt die Wissenschaft mehrere genetisch bedingte Konstellationen, die das Auftreten eines Typ-1-Diabetes begünstigen. Allerdings weiß man heute, dass die Vererbung hier im Gegensatz zum Typ-2-Diabetes eher schwach ausgeprägt ist. So liegt das allgemeine Risiko der weißen, europäischen Bevöl-kerung, an einem Typ-1-Diabetes zu erkranken, bei 0,4 Prozent. Für Kinder, die ein Elternteil mit Typ-1-Dia-betes haben, steigt das Risiko auf sechs Prozent an. Selbst für Geschwister eines Typ-1-Diabetikers liegt die Wahrscheinlichkeit, ebenfalls betroffen zu sein, lediglich bei fünf Prozent.

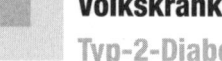
Typ-2-Diabetes

In Deutschland verlassen jährlich über 350 000 Patienten die Arztpraxis mit der Diagnose: Diabetes Typ-2. 95 Prozent aller Diabetiker leiden an einem Typ-2-Diabetes, jener Stoffwechselerkrankung, die früher auch als »Alterszucker« bezeichnet wurde. So harmlos diese Krankheitsbezeichnung klingt, so irreführend ist sie, und man sollte sie deshalb nicht mehr verwenden.

Längst leiden nicht mehr nur Senioren an dieser Geißel, auch 30- und 40-jährige »Altersdiabetiker« sind heute keine Seltenheit mehr. Denn es geht uns allen gut. Meist zu gut, und das ist leider schlecht. Wir essen reichlich und bewegen uns wenig, was unserer »Veranlagung« gar nicht bekommt. Schlaraffenland stand bei unseren Vorfahren, deren Erbanlagen wir in uns tragen, nämlich nicht auf dem Plan. Sie waren darauf ausgerichtet, auch magere Zeiten erfolgreich zu überstehen. »Fett speichern, was das Zeug hält« war damals die Formel fürs Überleben. Wir Menschen in der industrialisierten Welt kennen Notzeiten kaum mehr. Das wissen aber unsere Gene nicht und holen aus der oft so reichlich zugeführten Nahrung auch noch das letzte Quäntchen Energie. – 20 Prozent der Deutschen gelten als übergewichtig.

Das Wissen um die komplexen Mechanismen, die bei der Entstehung des Typ-2-Diabetes eine Rolle spielen, hat gerade in den letzten Jahren enorm zugenommen. So sind viele Mediziner heute der Meinung, dass diese Form der Stoffwechselstörung weniger ein medizinisches als vielmehr ein gesellschaftliches Problem ist. Falsche Ernährung und Bewegungsmangel sind, neben einer gewissen erblichen Vorbelastung, nach ihrem Dafürhalten für einen Großteil der Fälle von

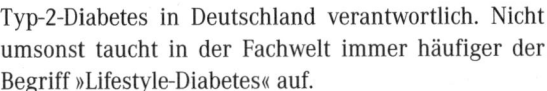

Typ-2-Diabetes in Deutschland verantwortlich. Nicht umsonst taucht in der Fachwelt immer häufiger der Begriff »Lifestyle-Diabetes« auf.

Die Wurzel des Übels: Insulinresistenz

Unter normalen Umständen schüttet die Bauchspeicheldrüse so viel Insulin aus, wie der Körper benötigt, um den aus einer Mahlzeit gewonnenen Zucker in die Körperzellen zu transportieren. Bei Menschen, deren Stoffwechsel intakt ist, funktioniert dieser Prozess reibungslos, Zucker und Insulinausschüttung befinden sich in einem Gleichgewicht. Beim Typ-2-Diabetes ist dieses Gleichgewicht aber gestört. Schon lange, manchmal Jahrzehnte, bevor erhöhte Blutzuckerwerte überhaupt bei einer Untersuchung festgestellt werden können, ist der Insulinspiegel im Blut von Typ-2-Diabetikern hoch. Der Grund: Ihre Zellen sind gegenüber der Insulinwirkung »abgestumpft« – man nennt das »Insulinresistenz«. Wirkt aber das Insulin nicht mehr so effektiv, läuft der Transport von Zucker aus dem Blut in die Zellen nur noch sehr zögerlich ab. Zu viel Zucker bleibt im roten Lebenssaft, was die Bauchspeicheldrüse dazu veranlasst, noch mehr Insulin auszuschütten.

Es sind also größere Mengen an Insulin notwendig, um den lebenswichtigen Treibstoff Zucker überhaupt in die Zellen zu schleusen. Mit diesem Kraftakt schafft es die Bauchspeicheldrüse, den Blutzuckerspiegel noch über Jahre im normalen Bereich zu halten. Bei einer Routineuntersuchung ist zu diesem Zeitpunkt vom Diabetes noch nichts zu bemerken. Im Gegensatz zum Typ-1-Diabetiker, dem Insulin fehlt, hat der Typ-2-Diabetiker in dieser Phase sogar zu viel von diesem Hormon im Blut. Hohe Insulinspiegel haben aber ihre

Tücken: Unter ihrer Regie kommt es oft zu ein paar Extrapfunden auf den Rippen, die wiederum die Insulinresistenz verstärken. Ein Teufelskreis hat begonnen. Irgendwann geht der Bauchspeicheldrüse die Luft aus. Sie kann nicht mehr genug Insulin produzieren, um den Blutzuckerspiegel unter Kontrolle zu halten. Die Blutzuckerwerte steigen – der Diabetes hat sich manifestiert. Zu diesem Zeitpunkt scheidet der Körper Zucker auch über den Urin aus – ein Nachweis mit Hilfe von speziellen Teststreifen wird möglich.

Durch falsche Lebensweise zum Diabetes

Bei 80 Prozent aller Typ-2-Diabetiker zeigt der Zeiger der Waage zu weit nach rechts. Aber gerade für sie sind die Extrapfunde mehr als nur eine optische Abweichung von der schlanken Silhouette. Denn wir wissen heute, dass Übergewicht einer der Übeltäter ist, wenn es um die Insulinresistenz geht. Die Fettpölsterchen sorgen nämlich für eine vermehrte Freisetzung von Fettsäuren. Diese wiederum bewirken, dass der Blutzucker steigt, und die Bauchspeicheldrüse muss noch mehr Insulin produzieren.

Aber nicht nur wie viel, sondern auch wo sich die Pölsterchen zeigen, spielt eine wichtige Rolle. Jene an den Hüften belasten die Gesundheit nämlich weitaus weniger als der klassische »Bierbauch«. Weil das weibliche Geschlecht eher dazu neigt, an den Hüften anzulegen, wird dieses Fettverteilungsmuster in der Medizin als »gynoid« bezeichnet. Der »Bierbauch« hingegen, bevorzugt eine Männerdomäne, als »androide Fettverteilung«.

Bei der typisch weiblichen Fettverteilung erinnert die Silhouette an eine Birne, bei der männlichen mehr an einen Apfel.

Übergewicht ist nicht der einzige Faktor, der eine Insulinresistenz begünstigt. Fehlt es unseren Muskeln nämlich an Arbeit, bewirkt das auch eine direkte Abschwächung der Insulinwirkung in den Muskelzellen. Eine finnische Studie aus dem Jahr 2003 hat gezeigt, dass Menschen, die mehr als eine halbe Stunde mit dem Fahrrad zur Arbeit fuhren oder alternativ dazu auf Schusters Rappen unterwegs waren, ihr Diabetesrisiko um 36 Prozent verringern konnten. Wer noch dazu einen körperlich anstrengenden Job hatte oder sich in seiner Freizeit zusätzlich bewegte, konnte sein Risiko nochmals um 30 Prozent senken. Diese Daten zeigen, dass nicht unbedingt Spitzenleistungen in Sachen Sport erforderlich sind, um den Stoffwechsel gesund zu halten. Schon ein Plus an Bewegung im Alltag kann viel bewirken. Jede Kalorie, die Sie mehr verbrennen, hilft ihnen, gesund zu bleiben beziehungsweise Ihren Diabetes besser in den Griff zu bekommen.

Weitere Untersuchungen haben darüber hinaus gezeigt, dass Übergewichtige mit einem körperlichen Training von 30 Minuten pro Tag, verbunden mit einer moderaten Gewichtsabnahme von ca. 3,5 kg, den Ausbruch eines Typ-2-Diabetes vorerst verhindern konnten. Sie wurden von den Wissenschaftlern dabei über einen Zeitraum von vier Jahren genau unter die Lupe genommen.

Kinder und Jugendliche mit Typ-2-Diabetes

Die Diagnose Typ-2-Diabetes trifft in Deutschland mittlerweile auch Kinder und Jugendliche. Ihr Problem: Sie sind meist stark übergewichtig und haben Eltern oder Großeltern mit Typ-2-Diabetes, sind also erblich vorbelastet.

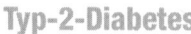

Volkskrankheit Diabetes
Typ-2-Diabetes

Wer bisher dachte, dass übergewichtige »Fast-Food-Kinder« ein amerikanisches Phänomen sind, sei eines Besseren belehrt. Längst ist der Trend auch zu uns geschwappt.

Mittlerweile bringt jedes fünfte Kind und jeder dritte Jugendliche in der Bundesrepublik deutlich zu viel auf die Waage. In Summe bedeutet das: Mehr als 3,5 Millionen Menschen unter 18 sind zu dick. Was von vielen Eltern und Großeltern liebevoll Babyspeck genannt wird, stellt nicht selten eine massive Bedrohung für die Gesundheit dar. Schaffen es solche Kinder nicht, noch in jungen Jahren ordentlich Pfunde abzuspecken, drohen früher oder später ein hoher Blutdruck, Fettstoffwechselstörungen und schließlich auch Typ-2-Diabetes. Denn gerade wer als Jugendlicher an Übergewicht leidet, hat in späteren Jahren ein wesentlich höheres Diabetesrisiko. Natürlich bedeutet das nicht, dass jeder Teenager Gardemaße haben muss. Ein bisschen »pummelig« schadet in den seltensten Fällen. Kritisch wird es aber, wenn sich langsam aber sicher Schwimmreifen über Schwimmreifen schiebt.

Bei einer Studie in Südbayern, bei der 520 stark übergewichtige Kinder und Jugendliche untersucht wurden, zeigte sich bereits bei 6,7 Prozent ein Hinweis für eine Störung des Zuckerstoffwechsels, bei weiteren 1,5 Prozent lag nach der Definition bereits ein Typ-2-Diabetes vor.

So gering die Zahlen auch erscheinen mögen, so erschreckend ist die Tendenz, die sie aufzeigen: Da immer mehr Jugendliche mit Übergewicht kämpfen, erwartet uns, sofern nichts dagegen unternommen wird, eine regelrechte Diabetes-Epedemie.

Alles eine Frage der Gene?

Ja und Nein. Wie bereits erwähnt, ist Typ-2-Diabetes eine Erkrankung, die durch zwei Hauptfaktoren beeinflusst wird: Veranlagung und Lebensumstände. So haben Kinder mit einem Elternteil, das an Typ-2-Diabetes leidet, ein um 25 bis 50 Prozent erhöhtes Risiko, ebenfalls zu erkranken. Bei Geschwistern eines Typ-2-Diabetikers steigt es immerhin noch auf 20 bis 40 Prozent. Das ist aber nur die eine Seite. Denn gleichzeitig sind auch die Lebensumstände sehr stark mit dafür verantwortlich, ob die Veranlagung tatsächlich zum Tragen kommt. Wer also in seiner unmittelbaren Verwandtschaft Typ-2-Diabetiker hat, sollte besonders auf sein Gewicht achten und körperlich aktiv sein.

Kein Diabetes in schweren Zeiten

Welche tragende Rolle die Lebensumstände tatsächlich spielen, zeigt ein wenig schönes Beispiel: In Kriegs- und Nachkriegszeiten gab es so gut wie keine Diabetiker! Der Grund ist ganz offensichtlich: Nahrungsmittel waren knapp und die meisten Wege mussten zu Fuß oder bestenfalls mit dem Fahrrad zurückgelegt werden. Übergewicht war eine Seltenheit, viel Bewegung an der Tagesordnung. Fazit: Die Erbanlagen für Typ-2-Diabetes fanden in dieser Zeit keinen »Nährboden« – der Ausbruch der Stoffwechselerkrankung wurde durch die kargen Lebensumstände in vielen Fällen verhindert.

Eines ist richtig: Der Vererbung der »diabetischen Anlage« kommt beim Typ-2-Diabetes eine deutlich größere Rolle zu als beim Typ-1-Diabetes. Dennoch hat jeder eine Chance, seinen Genen mit einer vernünftigen Ernährung und ein wenig Sport Paroli zu bieten.

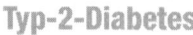
Plötzlicher Typ-2-Diabetes in der Schwangerschaft

Die Veränderung des Hormonhaushalts während einer Schwangerschaft bedeutet für den Körper, genauer gesagt für den Stoffwechsel, Stress. Diese Extremsituation kann zu einer Veränderung des Zuckerstoffwechsels führen – es entsteht ein Diabetes, meist Typ-2.

Zwei bis drei Prozent aller bis dahin gesunden Frauen entwickeln einen solchen Schwangerschaftsdiabetes (Gestationsdiabetes).

Da diese Stoffwechselsituation ernste gesundheitliche Schäden bei Mutter und Kind verursachen kann, wird sicherheitshalber bei jeder schwangeren Frau mittels Blutzuckermessungen gezielt danach gefahndet. Wird dabei ein Diabetes festgestellt, muss er behandelt werden – manches Mal sogar mit Insulin.

Zwar verschwinden die Symptome nach der Geburt des Kindes meist wieder und die Behandlung kann abgesetzt werden, aber innerhalb der nächsten zehn Jahre erkrankt die Hälfte dieser Frauen tatsächlich an Diabetes.

Vermutlich wäre die Diabetes-Erkrankung bei den Betroffenen ohnedies früher oder später ausgebrochen. Deshalb sollten Frauen, die in der Schwangerschaft an einem Gestationsdiabetes litten, diese Warnung ihres Körpers als Chance verstehen und entsprechend handeln.

Sie können nämlich mit entsprechenden Vorsichtsmaßnahmen, wie Vermeidung von Übergewicht und viel körperlicher Aktivität, den späteren Ausbruch des Typ-2-Diabetes verhindern oder zumindest stark hinauszögern. Vorbeugung sollte also das oberste Gebot sein.

Woran Sie einen Typ-2-Diabetes erkennen können

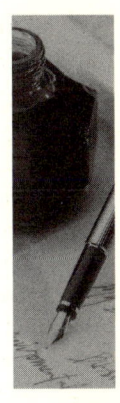

Im Gegensatz zum Typ-1- beginnt Typ-2-Diabetes schleichend. Während der Stoffwechsel bereits in eine beträchtliche Schieflage geraten ist, fühlen sich die meisten Betroffenen noch putzmunter. Dennoch können folgende Symptome erste Anzeichen für einen beginnenden Diabetes sein:

❏ anhaltende Müdigkeit und Schwäche,

❏ schlecht heilende Wunden, vor allem an den Füßen,

❏ häufige Infekte,

❏ Hautprobleme, erhöhter Blutdruck und Übergewicht können ebenfalls auf einen Diabetes hinweisen. Die Symptome vermehrter Durst und häufiges Wasserlassen sind beim Typ-2-Diabetes allerdings oft nur schwach ausgeprägt.

Checkliste

Diagnose:
Typ-2-Diabetes

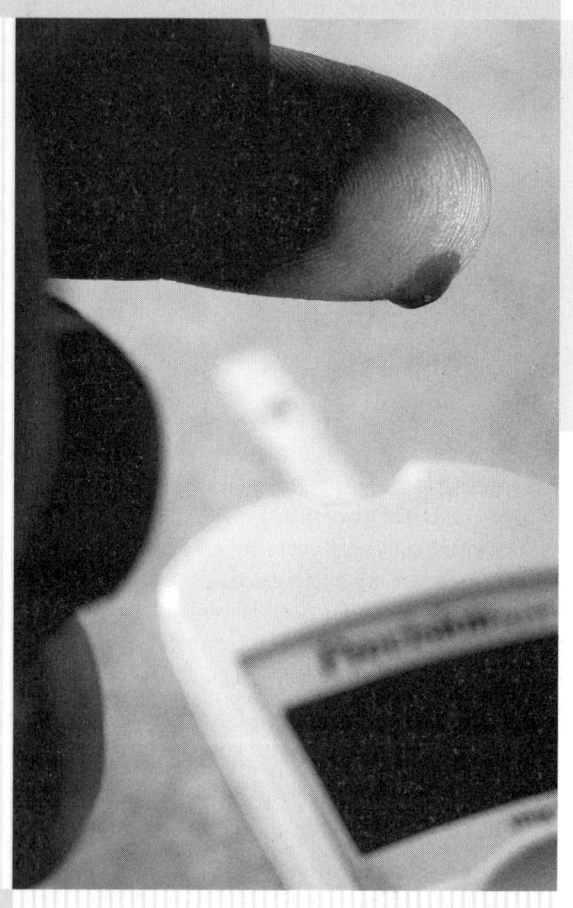

Dem Diabetes auf die Schliche kommen

Typ-2-Diabetes ist heimtückisch. Während sein Bruder, der Typ-1-Diabetes, fast immer mit Pauken und Trompeten auf sich aufmerksam macht, schleicht er sich auf leisen Sohlen an. Bereits Jahre, oft Jahrzehnte bevor die Diagnose »Diabetes« überhaupt gestellt wird, beginnt er unbemerkt sein krank machendes Werk. Deshalb leben Betroffene in den ersten Jahren der Erkrankung noch ganz unbeschwert. Wird der Typ-2-Diabetes schließlich entdeckt, besteht er im Mittel bereits vier Jahre und hat oft schon einigen Schaden angerichtet.

Diagnosen und Dunkelziffern

Nicht selten ist die Diagnose eines Diabetes ein Zufallstreffer. Im Rahmen einer Routineuntersuchung oder bei der Behandlung einer anderen Erkrankung fallen erstmals erhöhte Blutzuckerwerte auf. Dass die Dunkelziffer der unentdeckten Typ-2-Diabetiker tatsächlich enorm hoch ist, zeigt auch eine Untersuchung in der Region Augsburg. Dort konnte festgestellt werden, dass in der Altersgruppe der 55- bis 74-Jährigen auf jeden bekannten Typ-2-Diabetiker eine Person mit einer bis dahin noch unentdeckten Zuckerkrankheit kommt. Die gute Nachricht: Viele Typ-2-Diabetiker oder auch Menschen, die auf der Schwelle zu einem manifesten Diabetes stehen, können bei einer frühen Diagnose dieser Stoffwechselstörung selbst viel für sich tun. Wer nämlich in diesem Stadium (»Prädiabetes«) mehr Bewegung in seinen Alltag einbaut, sich vernünftig ernährt und vielleicht sogar noch ein paar Pfunde abspeckt, kann den Diabetes oft (wieder) zurückdrängen.

Deshalb sind regelmäßige Untersuchungen der Blutzuckerwerte bei Menschen mit klassischen Diabetesrisikofaktoren angezeigt. Dazu zählen neben einem höheren Lebensalter auch Übergewicht, erhöhter Blutdruck und/oder eine Fettstoffwechselstörung.

Blut- und Harnzuckerwerte geben Auskunft

Wer sich häufig müde und schwach fühlt, schlecht heilende Wunden hat und zu Infekten neigt, sollte daran denken, dass dies auch Zeichen für einen Diabetes sein könnten. Eine Blutuntersuchung kann an dieser Stelle schnell Klarheit schaffen.

Prinzipiell beruht die Diagnose des Diabetes auf dem Nachweis erhöhter Blutzuckerwerte sowie der Ausscheidung von Harnzucker. Misst der Arzt bei seinem Patienten mehrfach Blutzuckerwerte über 120 mg/dl (= 6,7 mmol/l), geht er von einem manifesten Diabetes aus. Verdächtig sind immer Nüchternblutzuckerwerte (nüchtern bedeutet, dass dem Körper während acht Stunden keine Kalorien zugeführt worden sind) zwischen 100 und 120 mg/dl (= 5,6 und 6,7 mmol/l) beziehungsweise 200 mg/dl (= 11,0 mmol/l), wenn sie zwei Stunden nach einer kohlenhydrathaltigen Mahlzeit gemessen wurden.

Oftmals befinden sich die Werte in einem Grenzbereich und der Diabetes kann weder mit Sicherheit diagnostiziert noch ausgeschlossen werden. In einem solchen Fall wird der Arzt dann einen oralen Glucosetoleranztest (OGT) durchführen. Ziel dieses Tests ist

Blutzuckerwerte und ihre Umrechnungsfaktoren

Blutzuckerwerte können in zwei unterschiedlichen Einheiten angegeben werden. Der Umrechnungsfaktor von mg/dl in mmol/l ist dabei 0,0556. Das heißt: 100 mg/dl entsprechen 5,56 mmol/l. Umgekehrt gilt: 1 mmol/l entspricht 18 mg/dl.

	Nüchternwerte	Nach dem Essen
Normal	<110 mg/dl	bis 140 mg/dl
	(6,0 mmol/l)	(7,8 mmol/l)
Erhöht	≥126 mg/dl	> 200 mg/dl
	(7,0 mmol/l)	(11,2 mmol/l)

es, herauszufinden, wie der Stoffwechsel mit einer extremen Belastung, in diesem Fall einer größeren Menge Zucker, umgeht. Dazu werden 75 g Traubenzucker in Wasser aufgelöst und dem Patienten zu trinken gegeben. Zwei Stunden später wird der Blutzuckerwert bestimmt. Liegt der Wert zu diesem Zeitpunkt im Bereich 140–200 mg/dl (8–11 mmol/l), sprechen Mediziner von einer verminderten Glucosetoleranz (IGT= Impaired Glucose Tolerance). Eine »IGT« ist sozusagen der Vorbote eines Typ-2-Diabetes. Sind 200 mg/ml (11 mmol/l) überschritten, spricht der Arzt die Diagnose Typ-2-Diabetes aus.

Doch ein Zuviel an Zucker ist nicht nur im Blut, sondern in vielen Fällen auch im Urin messbar. Hat nämlich der Blutzucker einen bestimmten Wert überschritten, der auch »Nierenschwelle« genannt wird und meist zwischen 160 und 180 mg/dl (9 und 10 mmol/l) liegt, wird Glucose auch mit dem Urin ausgeschieden. Dann kann mit speziellen Harnzucker-Teststreifen ein Nachweis erbracht werden.

Die Nierenschwelle

Unsere Nieren leisten Beachtliches. Sie filtern aus dem »Primärharn«, von dem unser Köper täglich ungefähr 200 Liter produziert, alle wertvollen Stoffe heraus. Was übrig bleibt, sind schließlich ca. zwei Liter Harn, mit dem alle unliebsamen und schädlichen Substanzen ausgeschieden werden. Zucker ist für den Körper wertvoll. Für gewöhnlich filtern die Nieren die Glucose vollständig aus dem Primärharn heraus, damit dieser Energielieferant dem Körper nicht verloren geht. Das können sie aber nur so lange, wie eine bestimmte Menge an Zucker im Primärharn nicht überschritten wird. Mediziner bezeichnen diesen Wert als Nierenschwelle. Ist nämlich wesentlich mehr Glucose vorhanden, kann die Niere nicht mehr alles zurückgewinnen; der Zucker erscheint im Harn und wird messbar. Die Nierenschwelle liegt in der Regel zwischen 160 und 180 mg/dl (9 und 10 mmol/l), kann individuell aber unterschiedlich sein. Auch spezielle Situationen, wie beispielsweise eine Schwangerschaft, können die Nierenschwelle verändern.

HbA1c, das Langzeitgedächtnis

Die Messung des Blutzuckerwertes spiegelt die Stoffwechselsituation der letzten Stunden wider. Es gibt aber auch eine Messung, die zeigt, in welchem Bereich sich die Blutzuckerwerte in den letzten zwei bis drei Monaten durchschnittlich bewegt haben: die HbA1c-Bestimmung. Hinter dieser so geheimnisvoll klingenden Bezeichnung verbirgt sich etwas durchaus Bekanntes: Das Hämoglobin, der rote Blutfarbstoff, der für den Sauerstofftransport zuständig ist. Ist der Blutzuckerwert hoch, geht ein Teil dieses roten Blutfarb-

stoffs eine dauerhafte Verbindung mit dem Traubenzucker ein. Er »verzuckert« sozusagen.

Da die roten Blutkörperchen, in denen das Hämoglobin
vorkommt, drei bis vier Monate im Körper zirkulieren,
kann diese »Verzuckerung« über eine längere Zeit
nachgewiesen werden. Die HbA1c-Messung wird vor
allem bei Typ-1-Diabetikern herangezogen, um zu
überprüfen, wie gut der Blutzucker unter der entsprechenden Therapie über die letzten Wochen eingestellt war. Aber auch bei Typ-2-Diabetikern, vor allem
jenen mit Insulin-Therapie, wird der HbA1c-Wert regelmäßig (halb-/jährlich) gemessen.

Die Therapie des Typ-2-Diabetes

Eines ist klar: Die Diagnose Diabetes bedeutet eine
Herausforderung für Patient und Arzt. Denn unabhängig davon, welche Therapieform zum Einsatz
kommt, das Zauberwort heißt immer »gute Diabeteseinstellung«. Weil nur eine gute Blutzuckereinstellung
das Risiko für Langzeitfolgen senkt und so die Per-
spektive für ein normales und erfülltes Leben bietet.
Stimmen die Blutzuckerwerte, werden damit aber
nicht nur Folgeschäden verhindert, sondern gleichzeitig auch akute Gefahren wie beispielsweise Über-
oder Unterzuckerungen im Keim erstickt.

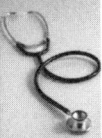

Langfristige Folgen eines ständig erhöhten Blutzuckers
sind Schädigungen an großen und kleinen Blutgefäßen.

Doch es sind nicht nur die Zuckerwerte, die der Typ-2-Diabetiker im Auge behalten muss: Auch die Blutfette, der Blutdruck und vor allem das Gewicht sollten sich in einem akzeptablen Bereich bewegen. Was hier so kompliziert klingt, kann in vielen Fällen mit ein paar ganz einfachen Maßnahmen wieder ins Lot gebracht werden: Mit der richtigen Ernährung und etwas mehr Bewegung. Eine Veränderung des Lebensstils kann tatsächlich so manchen Typ-2-Diabetes wieder zurückdrängen.

Eine schrittweise Anpassung der Therapie

90 Prozent aller Diabetiker bringen bei der Erstdiagnose zu viel auf die Waage. Daher ist Schritt eins in der Therapie des Typ-2-Diabetes fast immer eine Ernährungsumstellung, kombiniert mit etwas mehr Bewegung. Denn gerade wenn die Zuckerkrankheit »frisch« entdeckt wurde, hilft eine Gewichtsabnahme enorm. Manchmal reichen schon ein paar Kilo, um die Blutzuckerwerte wieder zu normalisieren. Die müssen dann aber auch unten bleiben, denn steigt das Gewicht wieder an, ist auch der Diabetes wieder da.

In dieser Phase der Erkrankung ist das eigentliche Problem, mit dem der Körper kämpft, die Insulinresistenz. Hohe Blutzuckerwerte sind letztlich nur das Resultat daraus. Also muss an der Insulinresistenz gearbeitet werden, und der kommen Sie am besten mit gesundem Essen und etwas mehr Sportsgeist bei. Im Gegensatz zu Diabetikern, die Insulin spritzen, heißt es in dieser Situation, die Kalorien im Auge zu haben, und nicht, Broteinheiten zu berechnen. Dass Abnehmen nicht immer ganz einfach ist, wissen wir alle. Dieses Buch soll Sie dabei unterstützen, Ihre Ernährung zu optimieren, wenn nötig, ein paar Pfunde zu verlieren, und vielleicht sogar Freude an etwas mehr Bewegung zu finden. Wie, das lesen Sie in den nächsten Kapiteln.

Der »innere Schweinehund« ist ein mächtiger Gegner. Wer kennt sie nicht, die guten Silvestervorsätze: Rauchen aufhören, abspecken und endlich wieder die Laufschuhe aus dem Schrank holen. Meist ist das Jahr aber noch jung, wenn unsere großen Pläne mehr und mehr in den Hintergrund rücken und wir wieder in unseren gewohnten Lebensstil zurückfallen. So geht es natürlich auch vielen Diabetikern, die ihr Leben umkrempeln müssen, um wieder vernünftige Zuckerwerte zu verbuchen. Aber denken Sie immer daran: Die Mühe lohnt sich, schließlich können Sie mit »Messer, Gabel und Turnschuhen« den Einsatz von Tabletten oder Insulin überflüssig machen!

Diabetes mit Medikamenten behandeln

Wenn alle Möglichkeiten ausgeschöpft sind und der Blutzucker trotz der Bemühung um gesunde Ernährung, Abbau von Übergewicht und mehr Bewegung nicht auf akzeptable Werte gebracht werden kann, wird der Arzt blutzuckersenkende Medikamente einsetzen. Um den Blutzuckerspiegel wieder in den Griff zu bekommen, kann er in der Therapie zwischen verschiedenen Substanzgruppen wählen, die einzeln oder in Kombination verabreicht werden. Die jeweiligen Medikamente unterscheiden sich hinsichtlich ihrer Wirkmechanismen deutlich voneinander. Während die einen die Verdauung von Kohlenhydraten bremsen, hemmen die anderen die Zuckerneubildung durch die Leber, regen die Insulinabgabe in der Bauchspeicheldrüse an oder sorgen dafür, dass das vorhandene Insulin wieder effektiver an den Zellen wirkt.

Wann Insulin benötigt wird

Ob überhaupt und wann bei einem Typ-2-Diabetiker Insulin zum Einsatz kommt, ist individuell sehr unterschiedlich. Ein Indiz für eine Insulintherapie sind beispielsweise kontinuierlich hohe Blutzuckerwerte, die mittels angepasster Ernährung, mehr Bewegung und blutzuckersenkender Medikamente nicht mehr ausreichend unter Kontrolle gebracht werden können. Auch eine ungewohnte Gewichtsabnahme, gehäuftes Auftreten von Infekten und kontinuierliche Müdigkeit könnten Indikatoren für eine Insulintherapie sein. Letztlich ist die Entscheidung von individuellen Kriterien abhängig – Alter, bisheriger Krankheitsverlauf, bisherige Therapie spielen hier eine Rolle. Klar ist, dass eine Insulintherapie mit dem Resultat »gute Blutzuckerwerte« und »mehr Wohlbefinden« wesentlich besser für den Diabetiker ist als eine unzureichende Tablettenbehandlung mit dauerhaft schlechten Werten.

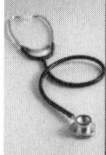

In speziellen Diabetikerschulungen lernen Patienten, die auf Insulin eingestellt werden, auch die richtig Spritztechnik.

Sehr oft beginnt der Einstieg in die Insulintherapie mit einer so genannten »Kombinationstherapie«: es wird eine möglichst niedrig dosierte Insulinbehandlung angestrebt, bei der gleichzeitig die bisherige Tablettenbehandlung fortgeführt wird. Im Gegensatz dazu wird bei einer reinen Insulintherapie der Diabetes zusätzlich zur richtigen Ernährung ausschließlich mit Hilfe von Insulin eingestellt. Dabei können verschiedene Therapieformen und Insulinsorten zum Einsatz kommen. Da sich dieses Buch aber hauptsächlich den Themen gesunde Ernährung, Gewichtsabnahme und Bewegung widmet, wird an dieser Stelle nicht näher auf einzelne Insulintherapien eingegangen.

Viele Typ-2-Diabetiker, gerade die älteren, schrecken vor einer Behandlung mit Insulin zurück, weil sie Angst vorm Spritzen haben und sich mit der Kontrolle ihrer Blutzuckerwerte überfordert fühlen. Diese Sorge ist aber völlig unbegründet: Das Spritzen von Insulin ist durch die Entwicklung moderner Spritzhilfen mittlerweile relativ unkompliziert und schmerzfrei. Auch das Blutzuckermessen bereitet dank der leicht zu bedienenden Messgeräte kaum mehr Probleme.

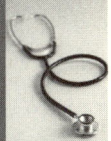

Grundsätzlich ist darauf hinzuweisen:
Wer Insulin spritzt, sollte täglich mehrmals seinen Blutzucker messen.

Von der Erweiterung oder Umstellung der Therapie auf Insulin können Typ-2-Diabetiker in zweierlei Hinsicht profitieren: Zum einen bewegen sich die Blutzuckerwerte wieder in einem gesunden Bereich, zum anderen verbessert sich dadurch in vielen Fällen das allgemeine Wohlbefinden. Gemeinsam mit dem Arzt muss die geeignete Therapieform gefunden, die regelmäßige Kontrolle der Blutzuckerwerte besprochen und die Ernährung entsprechend angepasst werden. Denn Insulin führt in manchen Fällen nicht nur dazu, dass sich der Patient wieder besser fühlt, sondern kann auch den Appetit anregen. Eine Ernährungsberatung, wie sie beispielsweise auch im Rahmen von Diabetikerschulungen angeboten wird, kann helfen, das Gewicht in einem gesunden Rahmen zu halten – ohne dass der Genuss dabei zu kurz kommt.

Wenn die Zuckerwerte extrem sind

Unter bestimmten Voraussetzungen wie extremes Fasten, die Einnahme bestimmter blutzuckersenkender Medikamente oder bei einer Insulinbehandlung kann es passieren, dass der Blutzucker zu weit absinkt. Dann fallen vor allem nervliche Ausfallerscheinungen und psychische Veränderungen ins Auge. Diabetiker mit einer Unterzuckerung wirken auf Außenstehende mitunter wie betrunken. Mangelnder Antrieb, häufiges Gähnen, Probleme beim Lösen einfacher Denkaufgaben können weitere Anzeichen für ein Zuwenig an Glucose im Blut sein. Hier hilft die sofortige Gabe von Traubenzucker oder das Trinken einer zuckerhaltigen Limonade (keine »Light-Getränke«; diese enthalten nur Süßstoff!) – der Blutzuckerspiegel muss dringend erhöht werden. Ist die Unterzuckerung aber schon so weit fortgeschritten, dass es zu einer Bewusstlosigkeit kommt, darf dem Diabetiker wegen der Erstickungsgefahr auf keinen Fall Zucker eingeflößt wird. Hier ist der Notarzt gefragt, der den Bewusstlosen mit einer Glucosespritze wieder zum Aufwachen bringt. Manche Diabetiker haben in ihrem Notfallset auch eine Glucagonspritze. Glucagon ist der Gegenspieler von Insulin und setzt Zucker aus der Leber frei. Im Gegensatz zur Glucose-

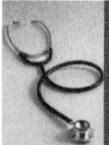

Während eine drohende Überzuckerung (Hyperglykämie) anhand eines einfachen Harnzuckertest festgestellt werden kann, lässt sich eine Unterzuckerung nur mit Hilfe eines Blutzuckermessgerätes feststellen.

spritze, die venös verabreicht wird und nur vom Arzt eingesetzt werden darf, wird Glucagon in das Fettgewebe oder den Muskel gespritzt und kann auch von einem Angehörigen verabreicht werden.

So zeigt sich eine Unterzuckerung

Symptome einer leichten Hypoglykämie
- Schwitzen,
- blasse Haut,
- Zittrigkeit,
- Heißhunger,
- Herzrasen,
- Nervosität,
- weiche Knie,
- Kopfschmerzen,
- »seltsame Gedanken«.

Symptome einer schweren Hypoglykämie
- Sprachstörungen,
- Sehstörungen,
- Schwindel,
- Aggressivität,
- Krampfanfall,
- Bewusstseinstrübung, Bewusstlosigkeit.

Die häufigsten Ursachen für eine Unterzuckerung sind das Auslassen einer Mahlzeit, außergewöhnliche körperliche Anstrengung, ein Zuviel an Insulin oder eine zu hohe Dosis blutzuckersenkender Medikamente, Erbrechen und Durchfall, aber auch Alkohol.
Hohe Blutzuckerwerte bleiben oft lange unentdeckt, da sie keine Beschwerden verursachen. Steigen die Werte

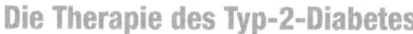
aber auf ein extrem hohes Niveau an, sodass die Nierenschwelle deutlich überschritten wird, treten erste Symptome auf. Der Körper verliert in diesem Stadium sehr viel Zucker über den Urin, gleichzeitig wird eine beträchtliche Menge an Flüssigkeit und wichtigen Mineralien mitgezogen. Das erklärt auch das häufige Wasserlassen, den großen Durst und die Abgeschlagenheit – die Leitsymptome eines beginnenden Typ-1-Diabetes. Blutzuckermessungen ergeben zu diesem Zeitpunkt manchmal Werte über 300 mg/dl. Wird in dieser Phase nichts unternommen, kann die Hyperglykämie in Austrocknung, Übersäuerung des Blutes und schließlich in einem diabetischen Koma münden. Im Urin findet sich neben dem Zucker dann auch Aceton – eine solche »Ketoazidose« ist lebensgefährlich; der Diabetiker muss unbedingt in einem Krankenhaus behandelt werden.

So zeigt sich eine Überzuckerung

Symptome einer Hyperglykämie
- vermehrtes Wasserlassen,
- starker Durst,
- Müdigkeit und Abgeschlagenheit.

Symptome eines beginnenden diabetischen Komas
- Übelkeit,
- Erbrechen,
- Bauchschmerzen,
- Acetongeruch des Atems (riecht wie Nagellackentferner), Aceton im Urin,
- vertiefte, schwere Atmung,
- Bewusstseinstrübung, später Bewusstlosigkeit.

Werte selbst messen und kontrollieren

Bei der Behandlung des Diabetes ist die Mitarbeit des Patienten enorm wichtig. Gerade Typ-2-Diabetiker können viel selbst für ihre Gesundheit und ihr Wohlbefinden tun. Werden Sie zum »Manager« Ihres Diabetes. Sie werden sehen, dass Sie bei Ihren regelmäßigen Arztbesuchen wesentlich fundierter mitreden können, wenn es um Ihre Therapie und mögliche Veränderungen geht.

Es gibt einige Untersuchungen, die nur von Ihrem Hausarzt oder von entsprechenden Fachärzten durchgeführt werden können. Verschiedene Werte können Sie aber auch selbst gut überwachen und somit einen wesentlichen Beitrag zu einer guten Blutzuckereinstellung leisten.

Das Gewicht kontrollieren

Wie bereits mehrfach erwähnt, spielt gerade beim Typ-2-Diabetes das Gewicht eine große Rolle – egal, ob Sie Ihre Blutzuckerwerte ausschließlich mit Hilfe von Ernährung und Bewegung oder auch mit Insulin kontrollieren. Rettungsringe um den Bauch sind hier mehr als nur ein optisches Ärgernis. Deshalb ist es umso wichtiger, dass Sie den Zeiger Ihrer Waage im Auge behalten. Natürlich bedeutet das nicht, dass Sie mehrmals täglich den Weg zum Wiegen antreten sollen, aber eine gewisse Regelmäßigkeit kann nicht schaden. So merken Sie auch schneller, ob die Feiertage mit ein paar Extrapfunden zu Buche geschlagen haben oder das Schlemmerbuffet des letzten Urlaubs Spuren auf Ihren Hüften hinterlassen hat. Am besten notieren Sie

Ihr Ausgangsgewicht auf einem Zettel oder in einem kleinen Heftchen und tragen einmal pro Woche Ihr aktuelles Gewicht ein. Sorgen Sie dafür, dass die Bedingungen beim Wiegen immer gleich sind – beispielsweise immer morgens und ohne Bekleidung. Wenn Sie abnehmen möchten, können Sie mit Hilfe solcher Aufzeichnungen genau sehen, um wie viel Sie Ihrem Ziel bereits näher gerückt sind. Gibt es eine schönere Belohnung?

Den Harnzucker bestimmen

Wenn es um diabetische Folgeschäden geht, fordern Experten Blutzuckerwerte, die unter der Nierenschwelle liegen, also mit Harnzuckerteststreifen nicht nachweisbar sind. Dennoch hat die Messung vom Zucker im Urin durchaus ihre Daseinsberechtigung. Sie gibt schnell und unkompliziert einen groben Überblick über die aktuelle Stoffwechselsituation. Gerade für ältere Menschen, die sich die Blutzuckerbestimmung selbst nicht mehr zutrauen, ist die Harnzuckermessung zumindest eine Möglichkeit, eine ungefähre Einschätzung zu erhalten. Unterzuckerungen sind mit Hilfe dieser Messmethode allerdings nicht nachweisbar.

Den Blutzucker messen

Die Blutzuckermessung ist sozusagen die »Königsdisziplin« in der Diabetes-Selbstkontrolle. Nur sie ermöglicht eine genaue und zeitnahe Kontrolle der Blutzuckerwerte und ist somit Grundlage für alle Therapieformen. Blutzuckerwerte sollten regelmäßig bestimmt werden – je nach Therapievorgabe schwankt die Frequenz. So reicht bei Typ-2-Diabetikern, die mit Hilfe von Ernährung und Bewegung ihren Blutzucker

in den Griff bekommen, alle paar Wochen ein Tagesprofil. Bei einem solchen Tagesprofil werden der
Nüchternblutzucker und die Zuckerspiegel nach dem
Essen gemessen. Kommt hingegen Insulin in der
Therapie zum Einsatz, so sind mehrere Messungen
täglich angezeigt. Nicht nur Ihre Diabeteseinstellung
profitiert von einer solchen engmaschigen Kontrolle,
auch mögliche Entgleisungen des Stoffwechsels, wie
beispielsweise eine Unterzuckerung, können leichter
vermieden werden. Heutzutage werden für die Blut-
zucker-Selbstkontrolle meist Messgeräte benutzt.
Dabei sticht man sich mit Hilfe einer Lanzette in den
Finger, bringt ein Tröpfchen Blut auf einen speziellen
Teststreifen auf, und das Gerät bestimmt innerhalb
weniger Sekunden den aktuellen Wert.

Die Füße kontrollieren

Obwohl sie uns durch unser ganzes Leben tragen, behandeln wir sie so oft recht stiefmütterlich: unsere
Füße. Dabei ist es gerade für Diabetiker wichtig, sie gut
zu pflegen und regelmäßig zu kontrollieren. Denn
Wundheilungsstörungen, die diese Stoffwechselerkrankung mit sich bringen kann, setzen Diabeti-
kerfüßen manchmal ganz schön zu. Aus einer kleinen
Verletzung kann schnell eine entzündete Wunde
werden, die schlecht heilt. Hinzu kommt, dass viele Diabetiker aufgrund von Nervenstörungen an den Füßen
eine Verletzung oft gar nicht bemerken. Sie können einfach nicht spüren, wenn sie sich zum Beispiel eine
Blase gelaufen haben, die dabei ist, sich zu entzünden.
Diabetologen appellieren deshalb immer wieder an ihre
Patienten, ihre Füße regelmäßig zu kontrollieren. Bei
älteren Menschen, die nicht mehr ganz so beweglich
sind, kann ein kleiner Handspiegel gute Dienste leisten.

Späte Folgen des Diabetes

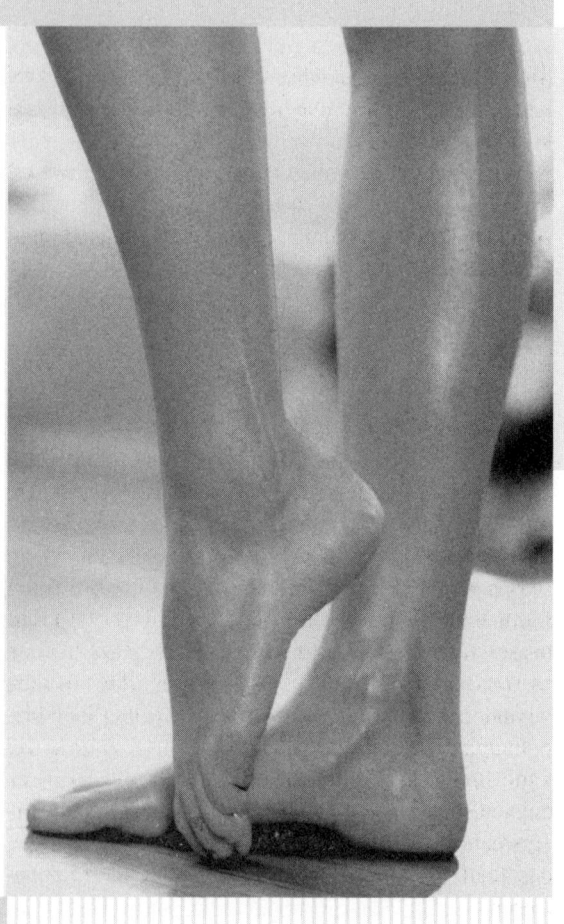

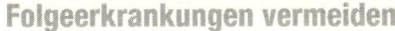

Folgeerkrankungen vermeiden

Nicht jeder bekommt sie, und manchmal dauert es Jahrzehnte, bis sie entstehen: die diabetischen Spätkomplikationen.

Nichts fürchten Diabetiker und ihre behandelnden Ärzte so sehr wie die drohende Gefahr für die Gesundheit durch Schädigungen an Nerven und Blutgefäßen, an Augen, Herz, Nieren und Füßen. Bis heute ist noch immer nicht restlos geklärt, warum es überhaupt zur Entstehung solcher Langzeitfolgen kommt. Als gesichert gilt allerdings, dass ein über viele Jahre erhöhter Blutzucker Veränderungen an Blutgefäßen und Nerven hervorrufen kann.

Vorsorge ist wichtig

Dieses Kapitel soll Ihnen keine Angst einjagen, auch wenn manches erschreckend klingen mag. Aber um besser mit dieser Erkrankung umgehen zu können, ist es wichtig, sich mit allen Facetten des Diabetes auseinanderzusetzen – dazu gehören auch die Spätkomplikationen. Wissen alleine verhindert sie zwar nicht, kann Ihnen aber helfen, sie möglichst erst gar nicht entstehen zu lassen. Denn mit einer guten Diabeteseinstellung können Sie schon sehr viel dazu beitragen, das Risiko für Folgeerkrankungen deutlich zu reduzieren.

Tückisch ist, dass sich diese Spätkomplikationen oft unbemerkt und langsam entwickeln – der Betroffene

Späte Folgen des Diabetes
Folgeerkrankungen vermeiden

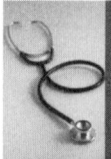

Wer seine Stoffwechselwerte in einem gesunden Bereich hält und regelmäßige Kontrolluntersuchungen der besonders gefährdeten Organe und Systeme wie Nerven, Blutgefäße, Augenhintergrund, Nieren und Füße vornehmen lässt, macht den richtigen Schritt in Richtung Spätkomplikationen-Vorsorge. Sprechen Sie mit Ihrem Arzt darüber!

spürt über eine lange Zeit nichts von den verhängnisvollen Prozessen, die in seinem Körper ablaufen. So unglaublich es klingt, aber oft führt erst das Auftreten einer typischen Spätkomplikation, wie beispielsweise Veränderungen an den Augen, zu der Diagnose eines bis dahin unentdeckten Diabetes.

Empfohlene Stoffwechseleinstellung für Typ-2-Diabetiker*	
Blutzuckerwert vor dem Essen	unter 110 mg/dl (6,0 mmol/l)
Blutzuckerwert nach dem Essen (2 Std.)	unter 140 mg/dl (7,8 mmol/l)
HbA1c-Wert:	unter 7,5 %, besser noch unter 6,5 %
Harnzucker	0
Cholesterin im Serum	unter 200 mg/dl
Triglyzeride im Serum	unter 150 mg/dl
Blutdruck	unter 140/85 mmHg

*Tabelle nach Prof. Dr. med. E. Standl

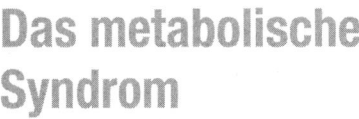
Das metabolische Syndrom

Die Mechanismen des Typ-2-Diabetes und die Entstehung potenzieller Folgeerkrankungen sind beinahe so kompliziert wie ein antikes Theaterstück mit vielen Schauspielen. Die Hauptdarsteller in diesem Stück sind alte Bekannte: Übergewicht, hoher Blutdruck, Fettstoffwechselstörung und hohe Blutzuckerwerte.

Die Rollenverteilung in diesem Theaterstück wird schon früh festgelegt – unter anderem von einem äußerst gefährlichen Regisseur: der Insulinresistenz. Denn eine Insulinresistenz und hohe Insulinspiegel bestehen oft schon viele Jahre, bevor ein Typ-2-Diabetes überhaupt entdeckt wird. Sie können in dieser Zeit bereits den Grundstein für Schädigungen an Herz und Gefäßen legen. Tatsächlich ist in der Insulinresistenz die Wurzel vieler krank machender Übel zu sehen. Menschen, deren Gewebe nicht mehr so gut auf Insulin ansprechen, sind meist übergewichtig, leiden zusätzlich an einem erhöhten Blutdruck und einer Fettstoffwechselstörung. An sich ist jeder einzelne dieser Faktoren schon schlimm genug, treten sie aber gemeinsam auf, entwickelt sich aus dem Theaterstück langsam ein Drama: Schreitet nämlich die Insulinresistenz immer weiter voran, entsteht irgendwann ein Typ-2-Diabetes. Und damit ist das »tödliche Quartett«, wie das metabolische Syndrom bezeichnenderweise auch genannt wird, perfekt. Jetzt hat sich zu den drei bereits bestehenden Herz und Gefäße schädigenden Faktoren noch ein weiterer dazugesellt: ein hoher Blutzucker. Gemeinsam spielen sie die gefährlichen Hauptrollen in dem Stück mit dem Namen »metabolisches Syndrom«.

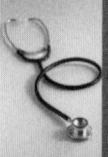

Die Basis des metabolischen Syndroms ist die Insulinresistenz. Sie zu bekämpfen bedeutet auch gleichzeitig, dem metabolischen Syndrom eine wichtige Grundlage zu entziehen. Ernährungsumstellung und mehr Bewegung ist hier der erste wichtige Schritt. Um das Risiko für Herz und Gefäße weiter zu senken, sind natürlich gute Blutzuckerwerte, die Behandlung des Bluthochdrucks und der Fettstoffwechselstörung erforderlich.

Wenn die Gefäße Schaden nehmen

Eines gleich vorweg: Arteriosklerose (»Gefäßverkalkung«) ist kein Phänomen, von dem ausschließlich Diabetiker betroffen sind. Mit zunehmendem Alter steigt das Risiko, an einer »Gefäßverkalkung« zu erkranken, bei allen Menschen deutlich an. Der Unterschied liegt nur darin, dass bei Diabetikern der Prozess der Arteriosklerose deutlich schneller abläuft. Von diesen ungesunden Ablagerungen können im Wesentlichen alle Arterien des Körpers betroffen sein.

Die zwei Seiten des Cholesterins

Unser Köper kann auf Cholesterin nicht verzichten. Er benötigt es, um wichtige Stoffe wie beispielsweise Hormone und Gallensäure zu produzieren. Das Problem am Cholesterin ist, dass es zwei Seiten hat – zum einen benötigen wir es, zum anderen haben wir oft zu viel davon, was uns krank machen kann. Was hier widersprüchlich klingt, erklärt sich damit, dass es

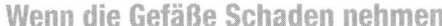
Cholesterin in verschiedenen »Erscheinungsformen« gibt. Cholesterin an sich ist schwer wasserlöslich. Um im Blut transportiert zu werden, muss es sich kleiner Helfer, der so genannten Lipoproteine, spezieller Eiweiße, bedienen. Diese wiederum können sich in ihrer Dichte unterscheiden. Für unsere Gesundheit sind besonders jene interessant, die eine niedrige Dichte aufweisen (low density lipoproteins, LDL), und jene, die eine hohe Dichte (high density lipoproteins, HDL) haben. Während letztere, die HDLs, gut für unsere Blutgefäße sind, schaden die LDLs ihnen und tragen auf direktem Weg zur Entstehung von Arteriosklerose bei.

Eine Herzenssache

Gesellt sich zum Diabetes auch noch eine Fettstoffwechselstörung hinzu, ist in vielen Fällen das Herz von solchen Ablagerungen betroffen. Genauer gesagt sind es die Gefäße des Herzens, die so genannten Herzkranzgefäße, die durch Fett- und Cholesterindepots an den Gefäßwänden verengt werden. Sind diese wichtigen Versorgungsbahnen in Mitleidenschaft gezogen, spricht der Arzt von einer koronaren Herzkrankheit (KHK). Ein brennendes Gefühl hinter dem Brustbein oder ein »Engegefühl« bei Belastung sind Alarmzeichen für eine solche Erkrankung, die Angina pectoris. Diese typischen Symptome werden unter anderem durch einen Sauerstoffmangel am Herzen hervorgerufen.

Aufgrund eines gestörten Schmerzempfindens spüren Diabetiker die warnenden Symptome manchmal nicht. Wird zu diesem Zeitpunkt nicht mit einer entsprechenden Therapie gegengesteuert, schreitet die Gefäßverengung weiter voran. Bei zunehmender Verengung kann die Durchblutung des Herzmuskels schließlich so schwach werden, dass ein Herzinfarkt droht.

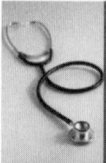 Obwohl in dieser Phase Herzschmerzen fehlen können, sollte jeder Diabetiker unverzüglich seinen Arzt aufsuchen, damit entsprechende Untersuchungen durchgeführt werden können. Wer also beim Treppensteigen oder beim flotten Spazierengehen einen unangenehmen, beengenden Druck in der Brust verspürt, ist gut beraten, hier schnell entsprechende Maßnahmen zu ergreifen.

Gefahr für das Gehirn

Arteriosklerose kann aber nicht nur am Herzen, sondern auch im Gehirn viel Schaden anrichten. Denn genau so, wie es die Herzkranzgefäße treffen kann, machen die Ablagerungen auch vor den Hirngefäßen keinen Halt. Kommt noch ein hoher Blutdruck dazu, ist das Risiko, einen Schlaganfall zu erleiden, deutlich erhöht. Die Verengung der Gefäße kann irgendwann dazu führen, dass sich die Versorgung unserer »Denkfabrik« mit Sauerstoff und Nährstoffen so verschlechtert, dass ein Schlaganfall auftritt. Warnsignale treten im Vorfeld leider nur selten auf, allerdings kommt es manchmal vor einem schweren Anfall zu einem kleinen »Schlag.« Der vorübergehende kurze Sauerstoffmangel im Gehirn kann dabei zu temporären Sprachstörungen, hängenden Mundwinkeln oder sogar leichten Lähmungserscheinungen führen. Diese Symptome verschwinden nach 24 Stunden wieder vollständig. Das ist aber noch lange kein Grund zur Freude! Die Betroffenen sind zwar mit einem »blauen

Risikofaktoren für Herz-Kreislauf-Erkrankungen

Um einem Herzinfarkt effizient vorzubeugen, sollten die folgenden Risikofaktoren möglichst ausgeschaltet werden:

- dauerhaft überhöhte Blutzuckerwerte,
- Übergewicht,
- zu hohe Blutfettwerte,
- zu hoher Blutdruck,
- zu wenig Bewegung,
- viel Stress,
- Rauchen,
- falsche Ernährung.

Auge« davongekommen, sollten diese deutliche Warnung aber unbedingt sehr ernst nehmen und unmittelbar einen Arzt aufsuchen! Beim nächsten Zwischenfall könnte es sich schon um einen ausgewachsenen Schlaganfall mit all seinen schrecklichen Konsequenzen handeln!

Schaufensterkrankheit – Gehen wird zur Qual

Bezeichnenderweise werden Beschwerden in Wade oder Oberschenkel, die bei Belastung auftreten, auch »Schaufensterkrankheit« genannt – dahinter stecken Verengungen der Arterien des Unterschenkels, manchmal auch der Becken- oder Oberschenkelgefäße. Patienten, die unter einer solchen arteriellen Verschlusskrankheit leiden, können aufgrund typischer Schmerzen größere Wegstrecken nur zurücklegen, wenn sie regelmäßig kleine Pausen machen. Die Durchblutung reicht einfach nicht mehr aus, um die

Späte Folgen des Diabetes

Muskulatur beim Gehen ausreichend mit Sauerstoff zu versorgen. Diese Gehpausen sind es auch, die der Erkrankung die volkstümliche Bezeichnung »Schaufensterkrankheit« eingebracht haben. Denn die Betroffenen erwecken den Eindruck, eingehend Auslagen zu studieren; in Wirklichkeit zwingen sie ihre Schmerzen zu regelmäßigen Pausen.

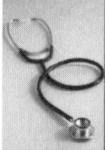

Haben sich Schäden an den großen Blutgefäßen eingestellt, raten viele Ärzte ihren Patienten, täglich 100 bis 300 mg Acetylsalicylsäure (z. B. Aspirin, ASS) einzunehmen.

Oft ist aber gerade bei Diabetikern das Schmerzempfinden gestört und sie bemerken gar nicht, dass ihr Bein Probleme macht. Wird nicht rechtzeitig eine entsprechende Therapie eingeleitet, um die Versorgung der Gewebe mit Sauerstoff und Nährstoffen wieder zu verbessern, kann es zu ernsthaften Schädigungen kommen.

Was die Gefäße belastet

Schon Diabetes für sich genommen lässt das Risiko für eine Gefäßverkalkung steigen. Kommen zu einem Diabetes aber noch weitere Risikofaktoren hinzu, steigt die Wahrscheinlichkeit, dass tatsächlich irgendwann eine Arteriosklerose auftritt. Wie Sie vielleicht schon vermuten, ist hier vom Rauchen die Rede. Doch nicht allein der blaue Dunst schadet den Gefäßen, auch Stress leistet hier seinen ungesunden Beitrag. Denn in beiden Fällen kommt es zu einer vermehrten Freisetzung von Stresshormonen wie beispielsweise Adrenalin.

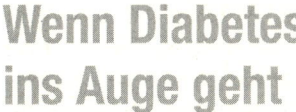

Wenn Diabetes ins Auge geht

Während gegen die klassische Adernverkalkung keiner gefeit ist, gibt es eine Form der Gefäßveränderung, die hauptsächlich Diabetiker trifft: Die Mikroangiopathie, die Schädigung kleiner und kleinster Gefäße. Die Netzhaut unseres Auges (Retina) ist besonders anfällig für solche Veränderungen, die in der Fachsprache auch »diabetische Retinopathie« genannt werden. Wie ernst diese Störung an den winzigsten unserer Blutbahnen ist, belegt eine traurige Statistik: Die diabetische Retinopathie ist die häufigste Ursache von Erblindung bei Erwachsenen zwischen 20 und 74 Jahren! Hauptschuldiger ist, wie bei den Spätkomplikationen so oft, ein chronisch überhöhter Blutzucker. Auch sein gefährlicher Mitstreiter in Sachen Gefäße ist ein alter Bekannter: der hohe Blutdruck.

Die gute Nachricht ist, dass eine solche Netzhautveränderung bei einer Untersuchung mit dem Augenspiegel zeitig erkannt werden kann, weil sich schon früh typische Bilder zeigen. Regelmäßige Kontrollen durch den Augenarzt helfen, mögliche Schädigungen frühzeitig aufzudecken.

Zu einem späteren Zeitpunkt kommen oft noch kleine Fettablagerungen und Blutungen in der Netzhaut hinzu, die ebenfalls gut zu erkennen sind. Sehstörungen sind relativ selten anzutreffen. Aber nicht immer verläuft die Retinopathie so glimpflich. Manchmal kommt es zur Bildung neuer Blutgefäße (proliferative Retinopathie), die irgendwann zu Einblutungen in den Glaskörper des Auges führt. Bei Diabetikern, die an einer proliferativen Retinopathie leiden, ist das Augenlicht gefährdet.

Dank der modernen Medizin gibt es aber heute Möglichkeiten und Wege, Schäden an der Netzhaut zu behandeln. So können beispielsweise in einem ambulanten Eingriff mit einem Laser (gebündelte Lichtstrahlen) gefährdete Gefäße verödet werden, um Blutungen zu verhindern. Schwerwiegende Augenschäden können verhindert werden durch

- eine sorgfältige Blutzuckereinstellung,
- eine konsequente Blutdrucksenkung, auch bei geringfügig erhöhtem Blutdruck,
- regelmäßige, meist einmal jährliche, Untersuchungen des Augenhintergrundes,
- unmittelbare augenärztliche Kontrolle bei Veränderung des Sehvermögens (Verschwommensehen, Blitze etc.).

Wenn die Nierenfunktion nachlässt

Unsere Nieren sind geniale Filteranlagen – sie fischen Eiweiß-Abbauprodukte wie beispielsweise Kreatinin und Harnstoff aus dem Blut und scheiden sie mit dem Harn aus. Auch für die Regulation des Salz- und Flüssigkeitshaushalts sind sie zuständig. Nach langer Diabetes-Dauer kann es aber zu Veränderungen in diesem Filter- und Zirkulationssystem kommen und es wird Eiweiß über die Niere ausgeschieden. Oft weisen kleinste Mengen an einem speziellen Eiweiß (Albumin) im Urin schon Jahre vor einer ernsthaften Schädigung auf die Entwicklung einer diabetischen Nierenerkrankung (Nephropathie) hin. Entwickelt sich die Erkrankung unentdeckt weiter und die Nieren machen schlapp, droht die Notwendigkeit der Dialyse

(Blutwäsche). Deshalb ist es umso wichtiger, die beginnenden Veränderungen rechtzeitig aufzudecken.

Bei einer beginnenden diabetischen Nephropathie kann mit einer Ernährungsumstellung oft noch viel erreicht werden. So kann eine salzarme und eiweißreduzierte Kost helfen, die Nierenfunktion zu erhalten. Klar ist, wie bei allen anderen Spätkomplikationen auch, dass eine gute Diabeteseinstellung hier ein »Muss« ist.

Nierenschäden können verhindert werden durch

- eine gute Blutzuckereinstellung,
- strenge Blutdrucksenkung,
- Gewichtskontrolle.

Wenn Diabetes auf die Nerven geht

Bei vielen Diabetikern wirkt sich die Stoffwechselerkrankung tatsächlich auf die Nerven aus. Schuld daran ist eine schlechte Durchblutung des Nervengewebes und eine damit einhergehende Unterversorgung mit Nährstoffen. In der Folge klappt es mit der Befehlsweiterleitung in den Nervenbahnen nicht mehr optimal. Mediziner sprechen in diesem Fall von diabetischen Nervenstörungen, auch Neuropathien genannt.

Diabetische Nervenstörungen sind meist sehr unangenehm. Symptome können sein:

- unangenehmes Kribbeln der Extremitäten (»Ameisenlaufen«),
- Brennen der Fußsohlen,
- Überempfindlichkeit bei Berührung,
- Gefühlsverlust,

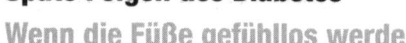
- vereinzelt Lähmungserscheinungen,
- Impotenz,
- Schielen oder Doppeltsehen,
- Magen-Darm-Funktionsstörungen,
- Blasenlähmung.

Bei diabetischen Nervenschädigungen ist die Optimierung des Stoffwechsels die bislang einzige wissenschaftlich akzeptierte Kausaltherapie. Die übrigen Beschwerden müssen meist symptomatisch behandelt werden, zum Beispiel mit Schmerzmitteln.

Übrigens sollten Diabetiker, die bereits an einer Neuropathie leiden, unbedingt auf Nikotin und Alkohol verzichten – beide Substanzen tun den ohnedies schon arg gebeutelten Nerven gar nicht gut.

Wenn die Füße gefühllos werden

Manchmal führt eines zum anderen – so sind Schädigungen an Gefäßen und Nerven oft auch maßgebliche Drahtzieher bei anderen Spätkomplikationen wie beispielsweise dem diabetischen Fußsyndrom. Wenn nämlich eine Arteriosklerose der Beinarterien mit einer diabetischen Nervenstörung zusammentrifft und zu allem Überfluss noch eine Infektion am Fuß hinzukommt, ist höchste Vorsicht geboten. Denn diese unglückliche Konstellation erhöht das Risiko für den »diabetischen Fuß« enorm.

Die Durchblutungsstörungen äußern sich durch Schmerzen, die beim Gehen, beispielsweise in der Wade, auftreten. Auch ständig kalte Füße können ein Indiz für eine mangelnde Versorgung mit Blut sein. Die

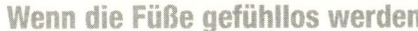
Nervenschädigung wiederum führt zu Missempfindungen in Beinen oder Zehen, auch ein Taubheitsgefühl an der Fußsohle kann eine Folge der Neuropathie sein. Das Fatale daran ist, dass in einem solchen Fall kleine Verletzungen an den Füßen über lange Zeit unbemerkt bleiben können. Ein weiteres Problem können durch Druck verursachte, geschwürähnliche Wunden bereiten, die nicht registriert werden. Schuld an solchen Geschwüren sind meist die falschen Schuhe – zu eng, zu spitz, zu schlecht angepasst. Meist beginnt so ein Geschwür ganz harmlos – eine Blase entsteht in der Hornhaut. Daraus entwickelt sich beim Diabetiker unter Umständen schnell eine bakterielle Infektion in den tieferen Gewebeschichten. Eine Antibiotika-Therapie ist hier dringend notwendig.

15 Tipps zur Vorbeugung von Fußverletzungen

1. Kaufen Sie nur bequeme Lederschuhe. Ihr Schuhwerk sollte auf keinen Fall zu eng sein, damit Druck- und Reibestellen gar nicht erst entstehen.

2. Bevor Sie Ihre Schuhe anziehen, sollten Sie immer überprüfen, ob sich eventuell Fremdkörper wie z. B. kleine Steinchen im Schuh befinden.

3. Wer unter orthopädischen Problemen leidet, sollte entsprechende orthopädische Schuhe oder Einlagen tragen.

4. Achten Sie beim Sockenkauf auf das Material. Ein hoher Naturfasergehalt ist hier optimal. Socken dürfen am Bund nicht einschnüren und sollten täglich gewechselt werden.

5. Laufen Sie nicht barfuß. Es besteht die Gefahr einer Verletzung durch Steine, Dornen oder Glassplitter. Man kann sich in Hallenbädern oder auch Hotelzimmern schnell einen Fußpilz holen.

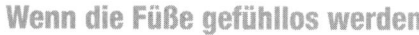
6. Zehennägel müssen so geschnitten werden, dass sie nicht einwachsen und sich entzünden können. Auch mit der Hautschere sollten Sie gerade an Ihren Füßen sehr sparsam arbeiten, da die Verletzungsgefahr groß ist. Sollten Sie eine professionelle Pediküre vornehmen lassen, informieren Sie die Fußpflegerin über Ihren Diabetes.

7. »Operieren« Sie nie selbst an Hühneraugen herum. Ein etwas zu tiefer Schnitt kann hier fatale Folgen haben.

8. Wenn Sie ein Fußbad machen, überprüfen Sie stets die Temperatur. Unter Umständen ist das Wasser zu heiß und Sie bemerken es, falls Sie bereits eine leichte Nervenschädigung haben, zu spät.

9. Fußbäder sollten prinzipiell nicht zu ausgedehnt sein. Die Haut weicht sonst auf und wird damit verletzlicher. Verzichten Sie auf Zusätze; diese können die Haut an den Füßen reizen.

10. Tupfen Sie Ihre Füße immer sorgfältig trocken (nicht reiben!), vor allem in den Zehenzwischenräumen.

11. Benutzen Sie sehr weiche Handtücher, um Ihre Füße zu trocknen.

12. Halten Sie die Haut Ihrer Füße geschmeidig. Regelmäßiges Cremen ist hier empfehlenswert.

13. Achtung bei Wärmflaschen! Sorgen Sie unbedingt dafür, dass die Temperatur auf einem »fußverträglichen« Niveau liegt.

14. Untersuchen Sie Ihre Füße regelmäßig. Benutzen Sie dazu einen Spiegel, wenn Sie nicht mehr so gut an Ihre Füße kommen.

15. Egal, wie groß oder klein eine Wunde am Fuß ist – suchen Sie Ihren Arzt auf, damit von Anbeginn an die richtigen Schritte unternommen werden.

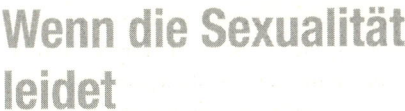

Wenn die Sexualität leidet

Eines der schwierigsten Themen in Zusammenhang mit diabetischen Folgeerkrankungen betrifft die Männer: Impotenz beziehungsweise Erektionsstörungen als Folge von Durchblutungsstörungen. Obwohl die Lebensqualität erheblich leidet, wird die Problematik von den Betroffenen oft nicht thematisiert. Dabei ist die seelische Belastung enorm. Diabetiker, die an Erektionsstörungen leiden, fühlen sich oft in doppelter Hinsicht eingeschränkt: Zum einen müssen sie mit ihrer chronischen Erkrankung leben, zum anderen erleiden sie dann auch noch den Verlust ihrer Potenz und damit einer erfüllten Sexualität. Aus Scham wird geschwiegen – wer redet schon gerne über Erektionsstörungen?

Doch Diabetiker stehen dem Problem nicht machtlos gegenüber. So kann beispielsweise Viagra helfen, mittels verstärkter Durchblutung des Penis die Erektionsstörung zu überwinden. Ein beratendes Gespräch mit dem Arzt ist hier wichtig, da das Medikament in manchen Fällen nicht angewendet werden darf. Andere Möglichkeiten sind der Einsatz von Vakuumpumpen und das Einspritzen bestimmter Substanzen in den Schwellkörper des Penis. Das klingt schlimmer als es ist – Patienten können solche Injektionen selbst durchführen, die Technik ist leicht zu erlernen.

Den Alltag meistern

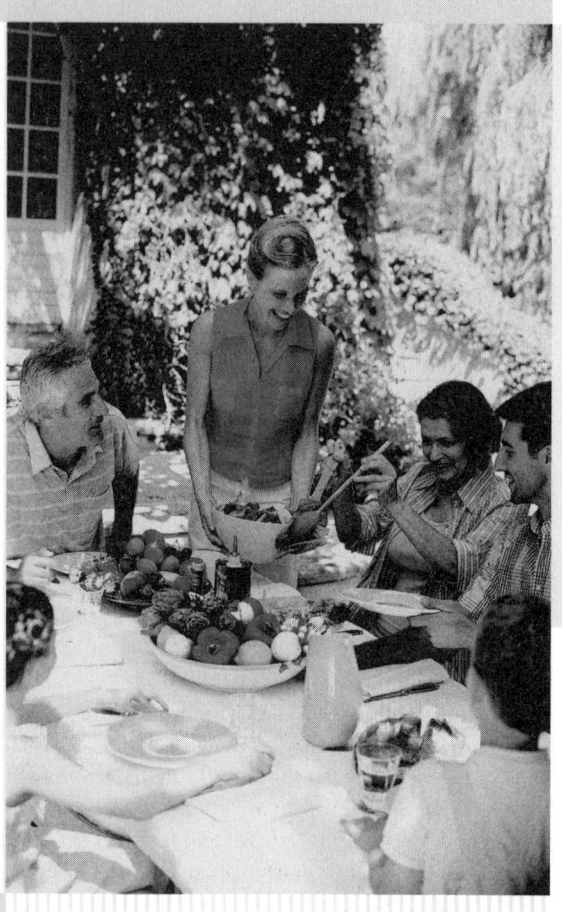

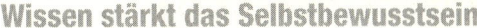
Wissen stärkt das Selbstbewusstsein

Menschen, die nicht selbst an Diabetes leiden, können nur schwer ermessen, was es bedeutet, mit einer chronischen Stoffwechselerkrankung zu leben. Gerade neu diagnostizierte Typ-2-Diabetiker sehen sich oft mit massiven Veränderungen ihres bisherigen Lebensstils konfrontiert. Sie sollen ihre Krankheit managen, gesünder, vielleicht auch weniger essen, sich mehr bewegen und, und, und ... Verständlich, dass hier so manchem der Angstschweiß auf der Stirn steht und die Frage laut wird, ob das alles zu schaffen ist. – Es ist! Wenn der Betroffene lernt, seine Krankheit zu akzeptieren und für sich die richtige Motivationsstrategie zu finden. Eine exzellente Starthilfe ist hier beispielsweise eine strukturierte Diabetikerschulung. Hier lernen Diabetiker alles, was sie brauchen, um ihr Leben mit der Erkrankung zu meistern – ohne dass dabei die Lebensqualität auf der Strecke bleibt!

Auf Ihre Einstellung kommt es an

Informieren Sie sich so umfangreich wie möglich über Ihre Erkrankung – auch über die Diabetikerschulung hinaus. Denn die Gewissheit, mit Ihrer Erkrankung richtig und sicher umgehen zu können, steigert das Selbstbewusstsein und macht Sie stark! Zu den ganz großen Siegern zählen Sie, wenn Sie es schaffen, Ihre Krankheit als Chance anzuerkennen, Ihr Leben von nun an gesünder zu gestalten.

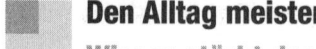

Den Alltag meistern
Wissen stärkt das Selbstbewusstsein

Gerade zu Beginn, wenn die Diagnose Typ-2-Diabetes gestellt wird, neigen viele dazu, die Erkrankung erst einmal zu verleugnen. Verständlich, aber leider die denkbar schlechteste Strategie. Menschen mit Diabetes müssen lernen, die Krankheit zu akzeptieren und als einen Bestandteil ihres Lebens anzuerkennen. Das ist natürlich leichter gesagt als getan. Denn die Therapie, egal ob Ernährungsumstellung, mehr Bewegung, die Einnahme von Tabletten oder das Spritzen von Insulin, erfordert von Ihnen tagtägliche Bemühungen, sich selbst um Ihren Diabetes zu kümmern. Das Ziel ist klar: Ihre Gesundheit und Ihre Lebensenergie sollen voll erhalten bleiben. Gleichzeitig ist der Umgang mit dem Diabetes auch immer ein Balanceakt. Wichtig ist, hier die »goldene Mitte« zu finden – die Krankheit zum Mittelpunkt des Lebens zu machen ist genau so schlecht, wie sie vollständig zu verleugnen. Ihre Maxime sollte sein: Ich nehme meinen Diabetes ernst, aber ich lasse mir nicht ausschließlich von ihm mein Leben diktieren. Es kommt eben auf Ihre Einstellung an.

Setzen Sie sich positive Ziele!

Eigentlich müsste man annehmen, dass eine stabile Gesundheit und ein unbeschwertes Leben trotz Diabetes wichtige Ziele für die meisten Betroffenen sind. Und eigentlich könnte man auch glauben, dass so wichtige Ziele für die Menschen Grund genug sind, viel dafür zu tun, um sie auch zu erreichen. Die erstaunliche Wahrheit aber ist: Niemand möchte zwar unter seinem Diabetes und den Folgen leiden, aber jetzt sein Leben deshalb umkrempeln...? Lange sind die Ärzte davon ausgegangen, dass sie ihre Patienten nur intensiv genug mit den Schreckensbildern diabetischer Folgeerkrankungen konfrontieren müssen, um sie zu einer besseren Blutzuckereinstellung zu motivieren. Natürlich wäre es »vernünftig«, das Risiko von Spätschäden durch eine kontinuierlich gute Diabetes-Einstellung auf ein Minimum zu reduzieren. Aber der Mensch wird eben nur zu einem Bruchteil von der Vernunft gesteuert. Würden sonst Chirurgen, die tagtäglich die fatalen Folgen des Rauchens zu Gesicht bekommen, noch zur Zigarette greifen? Oder Menschen, die ohnedies schon einige Pfunde zu viel auf die Waage bringen und um ihren hohen Cholesterinspiegel wissen, mit Leidenschaft Kuchenstücke mit Sahne bestellen?

Trotz besseren Wissens um die Folgen unserer Handlungen lassen wir die Dinge eben manchmal schleifen. Das ist einfach so – das ist menschlich. Es liegt also weniger am Wissen um die Risiken als vielmehr an der inneren Bereitschaft, tatsächlich etwas dafür zu tun, um diese »Bedrohungen« zu minimieren. Schreckensvisionen und Angst sind hier aber schlechte Ratgeber. Sie sollen ja nicht gegen Ihren Diabetes ankämpfen, sondern sich für etwas Positives anstrengen. Das Geheimnis lautet: Positive Motivation! Suchen und finden Sie Ziele, für die es sich Ihrer Meinung nach lohnt, sich zu bemühen. Denken Sie darüber nach, warum Sie Ihren Diabetes verbessern wollen. Sind Sie vielleicht Typ-2-Diabetiker, der seine Blutzuckerwerte noch mit Ernährungsumstellung und Bewegung in den Griff bekommen kann? Dann könnte es für Sie ein positives Ziel sein, Ihre Erkrankung wieder vollständig zurückzudrängen. Oder haben Sie festgestellt, dass Sie in letzter Zeit etwas träge geworden sind? Treppensteigen Sie in eine »schnaufende Dampflok« verwandelt? Körperlich wieder fit zu werden, kann eine großartige positive Motivation sein und Ihnen so ganz nebenbei zu besseren Blutzuckerwerten verhelfen.

Warum wollen Sie eigentlich abnehmen? Weil Ihr Arzt es Ihnen mit ernster Mine angeraten hat? Vielleicht finden Sie ja einen wesentlich besseren Grund, wenn Sie einmal darüber nachdenken. Klemmt der hübsche Rock, den Sie sich letztes Jahr geleistet haben? Ein paar Pfunde weniger, und schon können Sie das Lieblingsstück wieder ausführen. Stellen Sie sich einfach vor, wie viele Komplimente Sie bekommen werden, und sozusagen fast im Vorbeigehen reduzieren Sie gleichzeitig die Insulinresistenz. Sie werden sehen, es ist leichter, am Ball zu bleiben, wenn die Motivation stimmt. Und die muss immer positiv sein!

Drei wichtige Punkte für positive Motivation

1. Verknüpfen Sie Ihr Ziel mit einem konkreten Bild und einem positiven Gefühl. Stellen Sie sich beispielsweise den bewundernden Blick Ihres Partners vor, wenn Sie abgespeckt haben. Oder wie Sie stolz im Spiegel Ihr neues, schlankeres »Profil« betrachten werden. Solche Visualisierungen helfen viel mehr beim Durchhalten als das abstrakte Vorhaben, ein paar Kilos abzunehmen.

2. Stecken Sie sich erreichbare und konkrete Ziele. Nehmen Sie sich nicht zu viel auf einmal vor. Lieber in kleinen Schritten zum großen Erfolg. Vielleicht zuerst einmal zwei Kilo, und, wenn das gelungen ist, noch mal zwei. Falls Sie nicht sicher sind, welche Ziele für Sie richtig und auch realisierbar sind, sprechen Sie mit Ihrem Arzt, Ernährungsberater oder Sporttrainer.

3. Suchen Sie sich Verbündete. Gemeinsam geht vieles leichter. Wenn Sie mit einer Sportart anfangen wollen, suchen Sie sich eine entsprechende Sport-

gruppe. Der Vorteil daran ist, dass meist an festen Terminen trainiert wird und Ihnen eine Absage sehr viel schwerer fallen wird. Fadenscheinige Ausreden wie »das Wetter ist nicht so toll« werden seltener.

Der innere Schweinehund

Warum ist es eigentlich so schwierig, den »inneren Schweinehund« zu überlisten? Und warum geraten gute Vorsätze immer so schnell in Vergessenheit? Im Prinzip wissen wir alle, was zu einer gesunden Ernährung gehört oder warum Sport uns gut tut. Meist bleibt es aber bei der Theorie ...

Verhaltensänderungen klappen nur, wenn der Mensch motiviert ist. Wer in seinem Leben etwas verändern möchte, muss sich darauf gefasst machen, dass der Weg dorthin holprig ist. Machen Sie sich einfach von Anfang an klar, dass Rückfälle nicht nur möglich, sondern sogar sehr wahrscheinlich sind. So gewappnet, wirft Sie nichts mehr so schnell aus der Bahn. Denn nur, weil Ihr HbA1c einmal nicht das Soll erfüllt hat, dürfen Sie nicht aufstecken.

Oder lassen Sie sich nicht entmutigen, wenn der Zeiger der Waage nicht so weit nach links gewandert ist, wie Sie sich das vorgenommen haben. Dann versuchen Sie einfach, vorerst Ihr Gewicht zu halten und starten später einen neuen Versuch. Eines sollte nämlich nicht passieren: dass Sie wegen eines Rückschlages aufgeben. »Es hat sowieso keinen Sinn« ist die falsche Einstellung, wenn Sie mit dem »Schweinehund« ringen.

Wenn die Motivation nachlässt

Es ist ganz normal, dass bei Dingen, die uns eine lange Zeit beschäftigen und um die wir uns kontinuierlich kümmern müssen, die Motivation irgendwann nach-

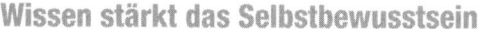
lässt. Das ist kein Grund zur Beunruhigung. Gedanken machen sollten Sie sich aber, wenn solche Phasen im Rahmen Ihrer Diabetestherapie immer häufiger auftreten. Dann ist es an der Zeit, das Problem aktiv anzupacken. Versuchen Sie, herauszufinden, was für Ihre Motivationsprobleme verantwortlich sein könnte.

Wenn Sie allerdings zum x-ten Mal an demselben Vorhaben scheitern, sollten Sie einmal die Strategie, mit der Sie an das entsprechende Thema herangehen, überdenken. Wer schon zum hundertsten Male mit dem Joggen beginnt, um seinem Körper etwas Gutes zu tun, und immer wieder aufhört, hat vermutlich einfach

Motivationsprobleme – Fragen nach den Ursachen

- Kann ich meinen Diabetes akzeptieren?
- Nehme ich mir genügend Zeit für den Umgang mit meiner Erkrankung?
- Fühle ich mich beim Management meiner Erkrankung unsicher? Sollte ich noch einmal eine Diabetes-Schulung machen?
- Werde ich bei meiner Therapie ausreichend (von meinem Arzt, meinem Ernährungsberater, meiner Familie) unterstützt?
- Erschwert mir etwas meine Therapie/den Umgang mit meinem Diabetes?
- Habe ich den roten Faden in meinem Leben etwa verloren?

Auch zu ehrgeizige Ziele können hinter einem Motivationsproblem stecken. Denn wer die Messlatte sehr hoch hängt, wird seltener Erfolgserlebnisse, aber dafür umso häufiger Misserfolge erzielen. Diabetes ist nun einmal eine Stoffwechselerkrankung, die nicht bis ins letzte Detail kalkuliert werden kann. Manchmal schwanken Blutzuckerwerte einfach, ohne dass ein

Grund dafür erkennbar ist. Schrauben Sie Ihre Ansprüche nicht so hoch, dass Sie glauben, Sie müssten jede einzelne Blutzuckerschwankung logisch nachvollziehen können. Schaffen Sie es nicht, sich nach einiger Zeit aus Ihrem Motivationstief zu befreien, sollten Sie sich vielleicht nach einem kompetenten Gesprächspartner, der Ihnen hier weiterhelfen kann, umsehen. Ob das Ihr betreuender Arzt oder vielleicht ein Psychologe ist, bleibt dabei ganz Ihnen überlassen.

keinen Spaß an dieser Sportart. Vielleicht wäre hier Radfahren die bessere Alternative. Und wenn Sie einfach kein Sportler sind, dann versuchen Sie alternativ, Bewegungseinheiten in Ihren Alltag einzubauen. Vielleicht mögen Sie den Hund der Nachbarn? Dann führen Sie ihn doch regelmäßig Gassi. Oder haben Sie einen Enkel, der es liebt, durch den Wald zu streifen? Warum machen Sie nicht einfach öfter gemeinsam einen kleinen Abenteuerspaziergang?

Diabetes und die Familie

Diabetes betrifft alle Familienmitglieder. Schließlich bedeutet die Diagnose Typ-2-Diabetes meist eine Veränderung des Lebensstils: veränderte Ernährungsgewohnheiten, regelmäßige körperliche Aktivität oder auch das Aufgeben eines »Lasters« wie beispielsweise das Rauchen. Solche Veränderungen gehen nicht spurlos an einem Familienleben, das oft aus vielen über die Jahre entwickelten Abläufen besteht, vorbei. Deshalb beeinflusst der Diabetes nicht nur den Diabetiker selbst, sondern auch Partnerschaft, Familie und andere soziale Beziehungen.

Auf lange Sicht kann eine Diabetes-Therapie nur erfolgreich sein, wenn die Bewältigung der Stoffwechselstörung eine Art »Gemeinschaftsaufgabe« aller ist – Diabetiker, Familienmitglieder und Freunde müssen an einem Strang ziehen.

Wie wichtig die Unterstützung durch ein intaktes, soziales Umfeld für eine erfolgreiche Diabetes-Therapie ist, zeigt eine Reihe wissenschaftlicher Untersuchungen. Diese konnten belegen, dass konkrete Werte wie beispielsweise der Blutzuckerspiegel auch davon abhängen, ob der Diabetiker eine befriedigende Unterstützung durch Partner, Familie oder Freunde erfährt. Betroffene, die mit ihrer Erkrankung nicht so gut zurecht kommen und eine weniger optimale Stoffwechseleinstellung haben, berichten oft von mangelnder Unterstützung oder einem fehlenden sozialen Umfeld.

Schreckgespenst Spätkomplikationen

Schon sehr früh, meist bei der Erstdiagnose, werden Diabetiker mit dem Thema Folgeerkrankungen konfrontiert. Erreicht werden soll damit, dass dem Diabetiker möglichst von Anfang an klar ist, warum es wichtig und sinnvoll ist, eine gute Blutzuckereinstellung anzustreben. Zusammenhänge zwischen einer schlechten Stoffwechsellage und der Entstehung von Spätkomplikationen werden erklärt, Wahrscheinlichkeiten aufgezeigt, Statistiken hervorgezaubert. Doch mittlerweile zeigt sich, dass manchen Menschen der Gedanke an die potenziellen Gefahren enorme Angst einjagt. Sie fühlen sich dadurch regelrecht gelähmt oder verdrängen die Gedanken an mögliche Spätkomplikationen einfach, weil sie momentan keinen Weg finden, mit ihrer Erkrankung auch psychisch klar zu kommen.

Hier ist das Gespräch mit dem behandelnden Arzt oder mit dem betreuenden Diabetes-Team angezeigt. Es geht dabei weniger um die Angst – es ist völlig in Ordnung, Angst zu haben, sie ist eine normale Reaktion auf etwas, das uns »bedroht«. Wichtig ist hier vielmehr, eine Ausgangsbasis zu schaffen, die es dem Betroffenen ermöglicht, besser mit seiner Erkrankung zu leben, vielleicht das »innere Bild« von der Bedrohlichkeit wieder etwas gerade zu rücken. Viele Patienten vergessen in solchen »ängstlichen Phasen« nämlich, dass die Aussagen über Folgeerkrankungen auf Wahrscheinlichkeiten basieren. Niemand kann ganz genau sagen, ob oder auch wann sie auftreten. Auch stellen sich Spätkomplikationen nicht »plötzlich«, quasi über Nacht, ein. Regelmäßige Kontrolluntersuchungen von Augen, Nieren, Nerven und Gefäßen können beginnende Folgeerkrankungen aufdecken und ein frühzeitiges Eingreifen möglich machen.

Dennoch sollte sich niemand so sehr einschüchtern lassen, dass die Angst übermächtig und die Lebensfreude beeinträchtigt wird. Hilfe bieten hier betreuende Ärzte oder auch Psychologen, die sich auf die Beratung von Diabetikern spezialisiert haben.

Gemeinsam stark

Der Deutsche Diabetiker Bund (DDB) ist die größte Selbsthilfeorganisation für Diabetiker in Deutschland. Die Adresse der Bundesgeschäftsstelle lautet:

Deutsche Diabetiker Bund e.V.,
Goethestr. 27, 34119 Kassel
Telefon: 0561/7034770; Fax: 0561/7034771
Homepage: www.diabetikerbund.de

Die richtige Ernährung

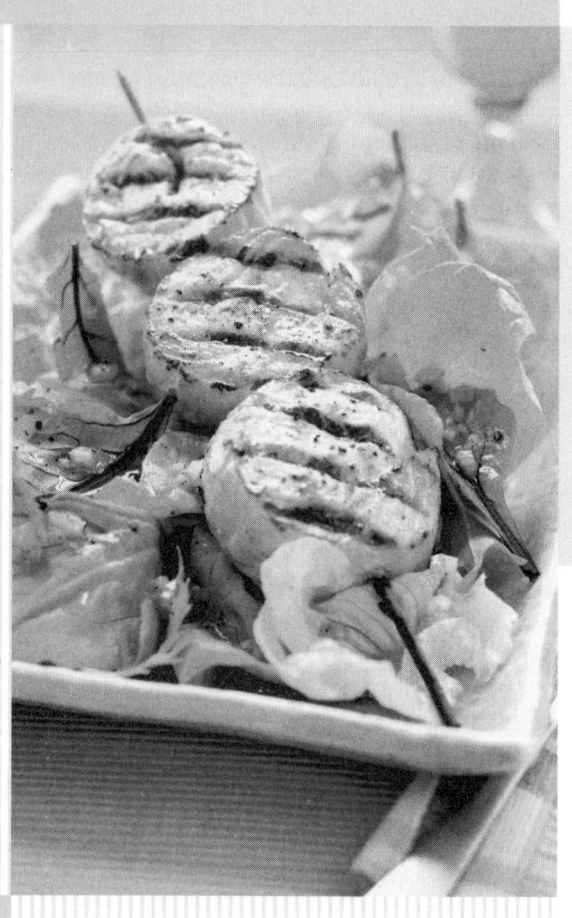

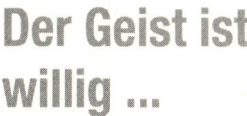

Der Geist ist willig ...

Genau genommen ist eine diabetesgerechte Kost nichts anderes als eine gesunde Ernährung. Vorbei die Zeiten, als es noch wenig verheißungsvoll hieß: »Diabetes-Diät«. Stand bis in die 80er Jahre ein kohlenhydratarmer Speiseplan auf der Tagesordnung eines jeden Diabetikers, heißt es heute für alle, gesund und ausgewogen zu essen.

Wenn es um das gesunde Essen geht, unterscheiden sich Diabetiker und Nicht-Diabetiker nur unwesentlich. Die Vorsätze, weniger Schweinebraten und Schokolade zu essen, dafür Obst und Gemüse mehr Platz auf dem Speiseplan einzuräumen finden sich hier wie dort. Doch der Geist ist willig, das Fleisch manchmal leider schwach ... Noch schwieriger wird es gar, wenn auch noch Pfunde purzeln sollen.

Kalorien und Broteinheiten

Die meisten Typ-2-Diabetiker bringen ein paar Pfunde zu viel auf die Waage – mit ein Grund, warum es mit dem Stoffwechsel nicht mehr so klappt. Für sie ist natürlich einerseits die Ernährungsumstellung wichtig, gleichzeitig sollte dabei auch die eine oder andere Kalorie gespart werden, damit die Hose wieder passt und der Blutzucker in einen gesunden Bereich sinkt. Deshalb berechnen Typ-2-Diabetiker, die kein Insulin spritzen, Kalorien und nicht Broteinheiten. Umgekehrt gilt natürlich: Sind Sie insulinpflichtiger

Diabetiker, müssen Broteinheiten bei der Ernährung berücksichtigt werden.

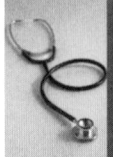

Eine Broteinheit (BE) entspricht 10 bis 12 g Kohlenhydraten. 1 BE steckt zum Beispiel in einem halben normalen Brötchen.

Ein lebenswertes Gleichgewicht zwischen gesunder Ernährung und Genuss zu finden, ist leichter, als Sie denken. Mit ein paar einfachen Grundregeln und Basiswissen um die verschiedenen Nährstoffe werden auch Sie erleben, dass gesundes, leichtes Essen für jeden machbar ist. Und damit bekämpfen Sie nicht nur Ihre Insulinresistenz, sondern legen auch gleichzeitig Übeltätern wie einer Fettstoffwechselstörung und einem hohen Blutdruck das Handwerk.

Die Erfahrung hat gezeigt, dass allzu verbissenes Kalorienzählen meist wenig Erfolg bringt. Natürlich sollte jeder, der abnehmen möchte oder soll, ungefähr wissen, für welche Lebensmittel es grünes Licht gibt und welche besser nur in ganz kleinen Mengen auf den Teller kommen. Die Hauptsache ist aber, dass Sie ein Gefühl dafür entwickeln, was Ihrem Körper mehr oder weniger gut tut, wo Kalorienbomben lauern und welche Lebensmittel Leichtgewichte sind. Der wichtigste Schritt auf dem Weg zum Wunschgewicht ist, gemeinsam mit Ihrem Diabetes-Team eine Ernährungsform zu finden, die

- Sie auch durchhalten können,
- alle Nährstoffe enthält, die Sie brauchen,
- weniger Kalorien enthält als Ihre bisherige Kost (!),
- Ihnen schmeckt.

Was unser Körper braucht

Die Nahrung liefert unserem Körper alle Stoffe, die er für sein Wachstum, die Aufrechterhaltung aller körperlichen und geistigen Funktionen und für die Regulation der Körpertemperatur braucht. Deshalb ist eine ausgewogene Ernährung wichtig, um gesund und leistungsfähig zu bleiben. Für Diabetiker wurden von der Deutschen Diabetes Gesellschaft und der Gesellschaft für Ernährungsmedizin und Diätetik Richtlinien für eine diabetesgerechte Ernährung entwickelt, die wie folgt zusammengefasst werden können: Sie ist reich an Ballaststoffen, setzt auf die richtigen Fette und Eiweiße und enthält ausreichend Vitamine und Mineralstoffe. Also kurz gesagt: Sie ist gesund und abwechslungsreich.

Damit der Körper fit und gesund bleibt, ist neben der Abwechslung auch die richtige Zusammensetzung der Kost ein wichtiger Aspekt. An vorderster Front stehen hier die Kohlenhydrate. 50 bis 55 Prozent unserer Ernährung sollten wir mit kohlenhydrathaltigen Lebensmitteln bestreiten, idealerweise mit ballaststoffreichen Produkten wie Vollkornbrot, Hülsenfrüchte, Vollkornreis, Kartoffeln und Vollkornnudeln. Diese satt machenden Kraftpakete sollten am besten täglich auf den Tisch kommen. Ein weiterer Spitzenreiter in Sachen gesunder Ernährung ist Gemüse. Das Angebot an den frischen »Fitmachern« ist so vielfältig wie ihre Zubereitungsmöglichkeiten.

Etwas sparsamer sollten Sie schon mit Eiweiß (Protein) umgehen. (Mageres) Fleisch, fettarme Wurst, Fisch und Eier zählen zu jener Gruppe, die nicht täglich und vor allem abwechselnd auf dem Speiseplan stehen sollten. Ihr Anteil an der Ernährung soll nicht mehr als 10 bis 15 Prozent betragen. Auch Milchprodukte fallen unter die Kategorie »Eiweiß«. Sie sind unentbehrlich, da sie wichtige Kalzium-, Protein- und Vitamin-B_2-Lieferanten sind. Dennoch ist der Fettgehalt so manch eines Milchproduktes nicht zu unterschätzen. Deshalb: Regelmäßig genießen, aber dabei immer den Fettgehalt im Auge behalten!

Die letzte Gruppe machen pflanzliche Öl und Fette sowie tierische Nahrungsfette wie beispielsweise Butter aus. Auch wenn der Anteil von 30 bis 35 Prozent, den Fett in unserer Ernährung ausmachen darf, nach viel klingt – lassen Sie sich hier nicht täuschen. Denn die versteckten Fette in Lebensmittel sorgen oft dafür, dass dieser gesunde Wert deutlich überschritten wird.

Maßvoller Umgang und die richtige Wahl ist bei Fetten also das oberste Gebot. Und das gilt nicht nur für das zu dick bestrichene Butterbrot. Auch bei der Zubereitung von Speisen sollte man sparsam mit Fett umgehen. Wenn schon Fett, dann am besten in Form von Pflanzenölen, denn sie stecken voller gesunder, ungesättigter Fettsäuren und sind Träger fettlöslicher Vitamine.

Die Basis unserer Ernährung

Kohlenhydrate, Eiweiß und Fett sind die drei großen Nährstoffgruppen, die der menschliche Körper benötigt, um seine Lebensfunktionen aufrecht zu erhalten. Ob als unmittelbare Energiequelle, als Zellbaustein oder als Speicherstoff, die Aufgaben, die jeder einzelne dieser Nährstoffe im Körper zu erfüllen hat, sind vielfältig. Für ihre optimale Verwertung sind Vita-

mine, Mineralstoffe und Spurenelemente unentbehrlich. Letztendlich kann unser Körper nur dann reibungslos funktionieren, wenn alle Nährstoffe in ausreichenden Mengen vorhanden sind und harmonisch
zusammenspielen.

Kohlenhydrate – Treibstoff für die Zellen

Kohlenhydrate sind mehr als nur Pasta und Brötchen.
Hinter dem Begriff verbirgt sich eine ganze Reihe alter
Bekannter. So zählen beispielsweise Zucker wie
Trauben- (Glucose), Frucht- (Fructose), Haushalts-
(Saccharose), Milch- (Lactose) und Malzzucker (Mal-
tose) sowie Stärke zu dieser Gruppe. Ihnen allen ge-
meinsam ist, dass sie aus den Bausteinen Kohlenstoff,
Wasserstoff und Sauerstoff bestehen. Je nach Anzahl
der »Zuckermoleküle« werden unterschieden: Einfach-
zucker (z. B. Traubenzucker), Zweifachzucker (z. B.
Haushaltszucker) oder Vielfachzucker (z. B. Stärke,
Ballaststoffe), die auch komplexe Kohlenhydrate genannt werden. Das heißt, ein Zweifachzucker besteht
aus zwei, ein Vielfachzucker aus vielen Einzelzuckern.

Ballaststoffe verlangsamen die Zuckeraufnahme

Zwar werden sie den Kohlenhydraten zugeordnet,
liefern aber so gut wie keine Kalorien und erhöhen
den Blutzuckerspiegel nicht, ganz im Gegenteil:
Ballaststoffe können die Zuckeraufnahme sogar ver-
langsamen und sich damit in doppelter Hinsicht positiv auf den Blutzuckerspiegel auswirken. Es gibt aber
noch andere gute Gründe, Lebensmittel mit einem
hohen Anteil an diesen Nahrungsfasern zu essen: Sie
machen lange satt, senken den Cholesterinspiegel und
beugen Verstopfung vor.

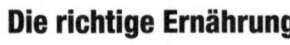

Die richtige Ernährung
Die Basis unserer Ernährung

Ballaststoffe sind die unverdaulichen Pflanzenzellwände von Getreide, Gemüse oder Obst. Sie werden in zwei Hauptformen unterteilt: wasserlösliche, wie Pektine aus Quitten und Äpfeln, und nichtwasserlösliche, wie beispielsweise Zellulose und Weizenkleie.

Hier eine kleine Auswahl an ballaststoffreichen Lebensmitteln

Lebensmittel (100 g)	Ballaststoffgehalt in g
Weizenkleie	45,5
Bohnen, weiß, getrocknet	17,0
Bohnen, dick, getrocknet	12,0
Kichererbsen, getrocknet	11,9
Erdnüsse, geröstet	11,4
Linsen, getrocknet	10,6
Weizenvollkornmehl	10,0
Vollkornbrot	8,5
Sonnenblumenkerne	6,3
Roggenbrot	5,5
Haferflocken	5,4

Wer also Obst, Gemüse, Salate, Beerenobst, Vollkornbrot und Vollkornprodukte regelmäßig in seinen Speiseplan einbaut, tut seinem Blutzuckerspiegel viel Gutes.
Übrigens: 1 g Kohlenhydrate liefert 4 kcal.

Kohlenhydrate erhöhen, im Gegensatz zu Eiweiß und Fett, den Blutzucker direkt. Sie müssen, damit sie ins Blut aufgenommen werden und dem Körper als »Treibstoff« dienen können, bei der Verdauung in Einzelzucker zerlegt werden. Da Stärke und Ballaststoffe aus vielen Zuckermolekülen bestehen und der Körper mehr Zeit benötigt, sie in verwertbare Einzelzucker zu zerlegen, erhöhen sie den Blutzucker nur langsam.

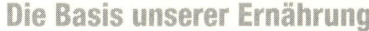

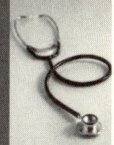

Wer Lebensmittel mit einem hohen Ballaststoffgehalt isst, sollte unbedingt ausreichend trinken – die Fasern benötigen die Flüssigkeit zum Aufquellen.

Deshalb sollten solche günstigen Kohlenhydrate den Löwenanteil in einer diabetesgerechten Ernährung ausmachen. Ein positiver Nebeneffekt: Sie machen länger satt! Traubenzucker (Glucose) hingegen ist ein Einfachzucker, der gar nicht erst im Darm zerlegt werden muss und deshalb sehr rasch vom Körper aufgenommen werden kann. Der Blutzucker steigt schnell an – das erklärt auch, warum bei einer drohenden Unterzuckerung Traubenzucker gegessen werden sollte.

Der glykämische Index

Kohlenhydrate sind schon lange nicht mehr die bösen Buben in der Diabetiker-Ernährung. Waren sie früher tabu, so sind sich die Wissenschaftler heute einig, dass es vielmehr auf die richtige Auswahl ankommt.

Kohlenhydrate lassen den Blutzuckerspiegel ansteigen, weil sie im Körper zu Zucker abgebaut werden. Und das ist wichtig, schließlich ist Zucker der Treibstoff für die Körperzellen. Doch kohlenhydrathaltige Mahlzeiten können sich ganz wesentlich unterscheiden – denn je nach Zusammensetzung lassen sie den Glucosespiegel unterschiedlich stark ansteigen. Diese Wirkung auf den Blutzuckeranstieg wird als glykämischer Index gemessen. Je höher der glykämische Index, umso schneller ist die Blutzuckersteigerung. Nahrungsmittel haben vor allem dann einen niedrigen, also günstigen, glykämischen Index, wenn sie

reich an Ballaststoffen sind. Prinzipiell gilt: Nahrungsmittel, die einen Index über 50 % aufweisen, sind in
der Diabetiker-Ernährung eher als ungünstig, jene mit
einem Wert unter 50 % als sehr günstig einzustufen.
Hier einige Beispiele für den glykämischen Index von
Nahrungsmitteln:

Nahrungsmittel	**glykämischer Index**
Glucose	100 %
Baguette	95 %
Bier	74 %
Weißbrot	73 %
Spaghetti	64 %
Vollkornbrot	63 %
Kartoffeln	49 %
Weintrauben	45 %
Buttermilch	35 %
Vollmilchjoghurt	27 %
Fruchtzucker	21 %
Erdnüsse	12 %

Auch Kohlenhydrate werden, wie Fett, vom menschlichen Körper als Energiereserve gespeichert, und
zwar in Form von Glykogen. Die »Speicher« für
Glykogen sind Muskeln und Leber. Im Gegensatz zu
Fett machen diese Energiedepots aber nicht dick.

Proteine – Bausteine für die Zellen

Protein – dieses Wort bedeutet im Griechischen so viel
wie »das Wichtigste«. Schon früh wussten die Menschen
also, wie lebensnotwendig diese Bausteine sind. Denn
egal, ob Muskel, Gehirn oder andere Gewebe – alle
Zellen des menschlichen Körpers sind aus Eiweißen
aufgebaut. Dabei können sich bis zu 5000 unterschied-

liche Proteine in einer einzigen Zelle befinden. Und das ist noch nicht alles. Viele Hormone, wie beispielsweise das Insulin, sowie Enzyme bestehen aus Proteinen; ohne sie würde unser Stoffwechsel nicht funktionieren. Auch bei der körpereigenen Immunabwehr oder als Transportvehikel im Blut sind sie unentbehrlich.

Ähnlich wie mit den Kohlenhydraten kann unser Körper aber mit den Proteinen in unserer Nahrung wenig anfangen. Auch Eiweiße müssen erst verdaut, also in Einzelbausteine zerlegt werden, damit sie genutzt werden können.

Die Einzelbausteine der Proteine sind die Aminosäuren, die ihrerseits wieder aus Kohlenstoff, Stickstoff, Sauerstoff und Wasserstoff gebildet werden. Insgesamt sind es 20 verschiedene Aminosäuren, die diese große Vielfalt an unterschiedlichen Proteinen hervorbringen. Zwölf dieser Aminosäuren kann der Körper selbst aus Nahrungsbestandteilen aufbauen, die übrigen müssen immer mit der Nahrung aufgenommen werden. Sie werden deshalb als »essenzielle«, als lebenswichtige Aminosäuren bezeichnet.

Mit 4 kcal Energie pro g ist Eiweiß, im Gegensatz zu Fett (9 kcal), ein richtiges »Leichtgewicht«. Es wird nach seiner Herkunft in tierisch und pflanzlich eingeteilt. Während tierisches Eiweiß, wie der Name sagt, vorwiegend in Produkten tierischen Ursprungs zu finden ist (Käse, Milch, Eier, Fleisch), steckt pflanzliches Eiweiß hauptsächlich in Getreideprodukten, Kartoffeln, Hülsenfrüchten und Sojaprodukten. Tierisches Eiweiß ist ein wichtiger und qualitativ hochwertiger Nährstoff – allerdings sollten die Produkte wegen ihres Fettgehaltes eher zurückhaltend konsumiert werden. Um den Fettanteil zu reduzieren, sollten gerade Diabetiker, die ein Auge auf ihr Gewicht haben müssen, fettarme Milchprodukte (z. B. Magermilch, Magerkäse) und mageres Fleisch bevorzugen. Meeresfische liefern neben hochwertigen Proteinen auch noch gesunde Omega-3-Fettsäuren.

Um einen Eiweißmangel müssen wir uns in Deutschland keine Sorgen machen. Es wird hierzulande eher zu viel als zu wenig davon aufgenommen – manchmal das Doppelte und Dreifache.

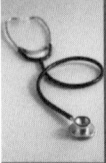

Viel Eiweiß in der Nahrung bedeutet auch immer viel Arbeit für die Nieren und kann die Entstehung von Nierenschäden fördern. Deshalb sollte die vom Körper benötigte tägliche Energie maximal zu 10 bis 15 Prozent aus Proteinen gedeckt werden.

Außerdem lässt ein kontinuierliches Zuviel an Eiweiß den Körper im wahrsten Sinne des Wortes »sauer« reagieren. Der Stoffwechsel übersäuert; das kann mit Hilfe von pH-Wert-Messstreifen sogar im Urin nachgewiesen werden. Die Wissenschaft nennt das »Säure-Basen-Gleichgewicht«.

Fett – Energie in geballter Form

Unsere Vorfahren konnten nur überleben, weil sie in der Lage waren, Energiedepots in Form von Fett anzulegen. War früher Fett ein Garant für das Überleben, ist es heute eher eine Geißel der Gesundheit. Von Experten wird empfohlen, nur 30 bis 35 Prozent der benötigten Energie in Form von Fett aufzunehmen. Die Realität sieht leider oft anders aus. Dabei zahlen sichtbare Fette wie die Butter auf dem Brot oder der Fettrand am Speck den kleineren Beitrag auf unser Fettkonto ein. Den Löwenanteil machen die in Lebensmitteln versteckten Fette aus. Ungefähr zwei Drittel des Fetts, das wir uns täglich zuführen, nehmen wir gar nicht wahr.

Zu viel zugeführtes Fett wird von unserem Körper sofort sorgsam als Reserve für vermeintlich schlechte Zeiten deponiert. Nicht nur unschöne Pölsterchen an Bauch und Po, sondern auch gesundheitliche Probleme wie Insulinresistenz, Fettstoffwechselstörungen und ein hoher Blutdruck sind die Quittung, die wir präsentiert bekommen.

Es ist also nicht verwunderlich, dass wir ein zwiespältiges Verhältnis zu Fett haben: Es ist einerseits lebensnotwendig, andererseits macht es uns das Leben oft ganz schön »schwer«.

Wie Kohlenhydrate und Proteine ist auch Fett aus Einzelbausteinen aufgebaut. Ein Fettmolekül besteht dabei immer aus einem Glycerinrest und drei Fettsäureketten. Der Ausdruck »Triglyceride« leitet sich vom Aufbau der Fette her. »Tri-« steht für die drei Fettsäuren und »-glycerid« weist den Glycerinrest aus. Die drei Fettsäuren hängen am Glycerinrest, was dem ganzen Molekül das Erscheinungsbild des Buchstabens »E« verleiht. Soweit sind alle Fette gleich.

Aber jetzt kommt der kleine Unterschied, und der liegt in den Fettsäureketten. Denn diese bestehen aus kettenförmig aneinander hängenden Kohlenstoffatomen, die wiederum an Wasserstoffatome gebunden sind. Hängen an den Ketten so viele Wasserstoffatome, wie überhaupt möglich, spricht man von »gesättigten« Fettsäuren.

Den »einfach ungesättigten« Fettsäuren hingegen fehlen ein Paar Wasserstoffatome. Fehlen mehrere Paare von Wasserstoffatomen, handelt es sich um »mehrfach ungesättigte« Fettsäuren. Und egal ob gesättigt oder ungesättigt: die Ketten können unterschiedlich lang sein.

Da der Körper gesättigte Fettsäuren selbst bilden kann, ist es sehr wichtig, gerade Fette, die reich an einfach und mehrfach ungesättigte Fettsäuren sind, aufzunehmen.

Zwei einfache Faustregeln helfen bei der richtigen Wahl: Tierische Fette enthalten überwiegend gesättigte und einfach ungesättigte Fettsäuren (Ausnahme: Fischöle), pflanzliche hingegen liefern hauptsächlich ungesättigte (Ausnahme: Kokos- und Palmkernöl). Und: Je flüssiger Fette sind, umso mehr ungesättigte Fettsäuren enthalten sie.

Die folgende Tabelle zeigt eine kleine Auswahl an Lebensmittel, die reich an gesunden, mehrfach ungesättigten Fettsäuren sind.

Lebensmittel (100 g)	Gehalt an mehrfach ungesättigten Fettsäuren in g
Distelöl	74,4
Sonnenblumenöl	61,4
Sojaöl	56,5
Maiskeimöl	55,3
Walnüsse	42,7
Sonnenblumenkerne	30,2
Sesam, geröstet	23,7
Kürbiskerne	23,6
Pinienkerne	22,7

Gerade Typ-2-Diabetiker sollten darauf achten, dass sie maximal 30 bis 35 Prozent der täglichen Energiezufuhr durch den Verzehr von Fetten bestreiten. Sollen Pfunde schmelzen, muss mit diesem Energiepaket sogar noch sparsamer umgegangen werden. Denn ein Gramm Fett schlägt mit 9 kcal zu Buche! Fett macht fett, was aber nicht bedeutet, dass Sie völlig darauf verzichten sollen. Es kommt vielmehr auf die richtige

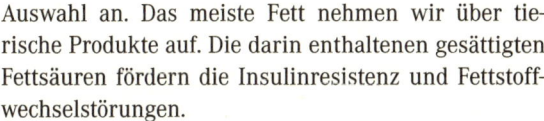
Auswahl an. Das meiste Fett nehmen wir über tierische Produkte auf. Die darin enthaltenen gesättigten Fettsäuren fördern die Insulinresistenz und Fettstoffwechselstörungen.

Wer hier zu Produkten mit niedrigem Fettgehalt wie Schinken, Roastbeef, Geflügel und Geflügelwurst greift, Leberwurst und Salami dafür aus dem Kühlschrank verbannt, hat schon viel für seine Gesundheit getan. Fettreich darf nur Fisch sein, der zweimal wöchentlich auf den Tisch kommen sollte. Seefische wie Makrele oder Lachs enthalten nämlich die gesunden Omega-3-Fettsäuren, die der Entstehung von Arteriosklerose vorbeugen.

Auch pflanzliche Fette mit einfach und mehrfach ungesättigten Fettsäuren schützen die Gefäße und haben deshalb eine günstigere Wirkung als tierische. Zum Kochen, Braten, Backen und zur Zubereitung von Salatdressings sollte wenig, aber wenn, dann hochwertiges Pflanzenfett zum Einsatz kommen.

Pflanzliche Fette enthalten gesunde Fettsäuren

Einfach ungesättigte Fettsäuren	mehrfach ungesättigte Fettsäuren
Olivenöl	Sonnenblumenöl
Rapsöl	Maiskeimöl
Sojaöl	Kürbiskernöl
Erdnussöl	Distelöl
	Leinöl

Auch aufs Brot sollte das Richtige kommen. Als Streichfett eignet sich für Diabetiker besonderes gute Reformmargarine oder Diät-Halbfett-Margarine.

77

Die kleinen Helfer: Vitamine

Vitamine sind zwar keine Energielieferanten, aber für viele Stoffwechselprozesse in unserem Körper unentbehrlich. Sie können nicht alles, aber ohne Vitamine wäre ein Leben nicht möglich. Der menschliche Organismus benötigt 13 verschiedene Vitamine, von denen jedes einzelne bestimmte Funktionen im Stoffwechsel erfüllt. Bis auf wenige Ausnahmen kann unser Körper diese Vitamine nicht selbst produzieren, er ist also auf eine ausreichende Zufuhr durch die Nahrung angewiesen.

Prinzipiell unterscheidet man zwei Vitamingruppen: Die fettlöslichen Vitamine A, D, E, K und die wasserlöslichen C, B_1, B_2, B_3, B_5, B_6, B_{12}, Folsäure und Biotin. Im Gegensatz zu den fettlöslichen Vitaminen können wasserlösliche nicht in größeren Mengen im Körper gespeichert werden. Es gibt aber, wie immer, auch hier eine Ausnahme: das Vitamin B_{12}.

Neben falscher und einseitiger Ernährung können auch andere Faktoren wie übermäßig strenge Diäten, Nikotinkonsum oder auch die Einnahme von bestimmten Medikamenten zu einem Vitaminmangel mit allen seinen gesundheitlichen Folgen führen.

Ernährungsempfehlungen für Diabetiker sind so bunt und vielfältig, dass man ihren Wahrheitsgehalt nicht immer gleich erkennen kann. Wie auch immer, die Aufnahme von Nahrungsmitteln mit einem hohen Gehalt an antioxidativen Substanzen (Vitamin E, A, C, Flavonoide) ist wichtig, weil bei Diabetikern häufig ein so genannter »gesteigerter oxidativer Stress« vorliegt, das bedeutet, das Gleichgewicht zwischen Pro- und Antioxidanzien ist gestört. Deshalb ist es für sie besonders wichtig, den Körper immer mit ausreichenden Mengen an Antioxidanzien zu versorgen.

Grundsätzlich aber ist bisher nirgendwo nachgewiesen, dass Diabetiker von einer über die normale
gesunde Ernährung hinausgehenden, zusätzlichen
Einnahme von Vitaminen (in Form von Pulvern, Tabletten etc.) profitieren. Die forcierte Nutzung von
Obst und Gemüse, die zur gesunden Ernährung gehören, ist vollkommen ausreichend und schont darüber hinaus noch den Geldbeutel.

Hochleistungselemente: Mineralstoffe

Mineralstoffe sind anorganische Bestandteile der Nah-
rung und haben wichtige Funktionen im Zusammenhang mit Wachstum und Stoffwechsel. Der menschliche
Organismus kann Mineralstoffe nicht selbst bilden, des-
halb müssen sie mit der Nahrung zugeführt werden.
Weil Mineralstoffe im menschlichen Körper in unter-
schiedlichen Mengen vorkommen, werden sie in zwei
Gruppen eingeteilt:
In die Mengenelemente, die mindestens 50 mg pro
Kilogramm Körpergewicht ausmachen (Natrium, Ka-
lium, Kalzium, Phosphor und Magnesium), und in die
Spurenelemente, die in geringerem Ausmaß in unse-
rem Körper zu finden sind (Eisen, Zink, Mangan,
Kupfer, Selen, Chrom, Molybdän, Kobalt, Jod und
Fluor). Spurenelemente sind meist Bestandteile von
Enzymen oder anderen Wirkstoffen im Körper und
haben wichtige Funktionen in verschiedenen Berei-
chen des Stoffwechsels.
Im Rahmen einer ausgewogenen Ernährung ist eine
ausreichende Versorgung mit Spurenelement immer
gewährleistet. Allerdings gibt es hier drei Ausnahmen:

Eisen, Jod und Fluor. Bei diesen Spurenelementen ist die Bedarfsdeckung bei bestimmten Bevölkerungsgruppen bzw. in manchen Regionen nicht immer garantiert. Die Folgen einer Unterversorgung: Bei einem Eisenmangel sind Blutbildung und Sauerstofftransport beeinträchtigt, bei zu wenig Jod leidet die Funktion der Schilddrüse, und bei Fluormangel ist die Widerstandsfähigkeit gegen Karies herabgesetzt.

Für Diabetiker spielen vor allem Zink und Chrom eine wichtige Rolle. Sie scheiden diese lebenswichtigen Mineralstoffe, die unter anderem auch im Zusammenhang mit der Insulinwirkung und bei der Blutzuckerregulation eine wichtige Rolle spielen, verstärkt mit dem Urin aus.

Wasser marsch!

Zu einer gesunden Ernährung gehört aber mehr als nur ein Kühlschrank voller Gemüse und magerem Fleisch – nämlich das richtige Trinken! Fakt ist, dass die meisten Menschen deutlich zu wenig trinken. Gemeint ist aber nicht der Alkohol, sondern das lebenswichtige Nass, das Wasser. Wasser ist unerlässlich für die Erhaltung sämtlicher Körperfunktionen. Schließlich besteht unser Organismus zu über 60 Prozent aus diesem Element – was eigentlich alles erklärt: Damit im Körper alles rund läuft, benötigt er Flüssigkeit in ausreichender Menge. 2,5 Liter ist das gesunde Minimum, wenn es ums Trinken geht. Mineralwasser, ungezuckerter Früchte- oder Kräutertee (Süßstoff erlaubt!) oder Light-Limonaden sind die idealen Getränke für Diabetiker.

Ausreichend trinken ist nicht nur die Basis für die Gesundheit – auch wer geistig fit bleiben will, muss reichlich Flüssigkeit aufnehmen. Ohne ausreichende

Flüssigkeitszufuhr geht den Gehirnzellen nämlich buchstäblich der Saft aus: Wenn Sie also genug trinken, halten Sie auch Ihre Geisteskraft im Fluss. Und damit noch nicht genug: Vor allem für die Damen ist interessant zu wissen, dass Wasser auch eines der einfachsten und zugleich wirksamsten Schönheitsmittel ist. Wer nicht täglich ausreichend trinkt, riskiert, dass im Hautgewebe gespeichertes Wasser ins Körperinnere abwandert. Das fortwährende Austrocknen der Haut macht sich schließlich beim Blick in den Spiegel anhand zunehmender Falten bemerkbar. Denn nur prall gefüllte Hautzellen können glatt aussehen.

Richtig trinken

Richtig trinken ist eine Kunst, denn eine Grundvoraussetzung ist, gar nicht erst auf ein Durstgefühl zu warten. Wenn sich das einstellt, leidet Ihr Körper nämlich bereits unter Flüssigkeitsentzug. Trinken Sie deshalb regelmäßig, auch ohne Durst zu haben. Auf mindestens zweieinhalb, besser auf drei Liter sollten Sie es täglich bringen. Wer leicht »vergisst« zu trinken und kein ausgeprägtes Durstgefühl hat, kann zu einem kleinen Trick greifen: Platzieren Sie einfach überall dort, wo Sie sich tagsüber aufhalten, eine Flasche Mineralwasser. Am Schreibtisch, in der Küche, am Nachttisch – die Flaschen werden Sie daran erinnern, dass Sie vielleicht wieder einmal einen Schluck trinken sollten.

Nun stellt sich aber auch noch die Frage: Was soll ich trinken? Ärzte und Ernährungsexperten sind sich einig: am besten Wasser. Es darf auch gerne Leitungswasser sein. Nichts spricht dagegen, den Bedarf aus dem Hahn zu decken. Schließlich ist das Nass aus der Leitung hierzulande das am besten und häufigsten kontrollierte Lebensmittel.

Natürlich ist ewiges Wassertrinken auch manchmal langweilig. Da steht einem einfach der Sinn nach mehr Geschmack. Was kann also gesunde Abwechslung schaffen?

Für Diabetiker gilt natürlich grundsätzlich, dass Getränke zuckerfrei sein sollten. Ein Spritzer Zitronensaft kann Wasser aufpeppen und erfrischt, ohne Zucker zu liefern. Auch Früchte- und Kräutertees – wer möchte, gibt Süßstoff dazu – können warm oder auch kalt getrunken eine gesunde Alternative sein.

Oder experimentieren Sie einfach ein wenig mit Kräutern. Ein Pfefferminztee, aus frischen Kräutern bereitet, erfrischt ungemein. Vor allem im Sommer, aus dem Kühlschrank, mit Eiswürfeln und einer Scheibe Zitrone versetzt. Oder geben Sie ein paar Blätter Zitronenmelisse in den kalten Früchtetee. Sie werden überrascht sein, welch interessante Geschmackskomponente das ergibt.

Ein Drink aus zwei Scheiben frisch geschältem Ingwer, in 250 Milliliter Wasser für zehn Minuten gekocht und mit einem Schuss frischen Zitronensaft getrunken, löscht nicht nur den Durst, sondern entschlackt auch gleichzeitig. Wem das alles zu viel Aufwand ist, der kann sich natürlich auch einfach ein Glas Light-Limonade einschenken.

Getränke, die den Blutzucker schnell nach oben treiben

Bei einigen Getränken ist für Diabetiker Vorsicht geboten, denn sie erhöhen den Blutzuckerspiegel sehr schnell:

- frisch gepresste Fruchtsäfte,
- Fruchtsaftgetränke, Säfte aus 100 % Konzentrat, Nektar – auch wenn kein Zucker zugesetzt ist,

- alle Limonaden und Colagetränke,
- Gemüsesäfte, die mit Honig oder Zucker versetzt sind,
- Malzbier und alkoholfreies Bier, wenn es viel Malzzucker enthält.

Zu guter Letzt, was Sie wahrscheinlich bereits wissen: Kaffee und schwarzer Tee dürfen in der Flüssigkeitsbilanz nicht auf der Guthabenseite verbucht werden. Denn sie wirken harntreibend und entsprechend austrocknend. Nicht umsonst wird bis heute in den Wiener Kaffeehäusern zum Kaffee ein Glas Wasser gereicht – eine im Dienst von Gesundheit und Schönheit altbewährte Tradition. Vier Tassen schwarzer Tee oder Kaffee sind aber auch für Diabetiker akzeptabel – vorausgesetzt, Sie kippen nicht fette Sahne und viel Zucker in die Tasse.

Diabetes und Alkohol?

Das mit dem Alkohol ist so eine Sache. Auf ein Glas Wein zu einem guten Essen müssen auch Diabetiker nicht verzichten. Es ist eben wie mit vielen Dingen: In Maßen genossen schadet Alkohol selten, regelmäßiger Genuss größerer Mengen ist weder für Diabetiker noch für Nicht-Diabetiker zu empfehlen.
Wenn also Ihr Blutdruck in einem gesunden Bereich liegt, Sie keine erhöhten Harnsäurewerte haben, die Leberwerte gut sind und Sie auch keine Herzrhythmusstörungen haben, dann dürfen Sie eine Flasche Bier oder ein Glas Wein, idealerweise trockenen, trinken.
Sie sollten aber immer daran denken, dass Alkohol kurzfristig den Blutzuckerspiegel senken und eine

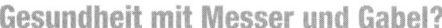
Unterzuckerung hervorrufen kann – vor allem Dia-
betiker, die mit Sulfonylharnstoffen oder Insulin behandelt werden, sollten deshalb vorsichtshalber ein
bis zwei BE zusätzlich essen.

Problematisch wird Alkohol dann, wenn Sie ein paar
Pfunde abnehmen wollen. Alkohol wird Ihnen hier das
Leben schwer machen. Denn mit 7 kcal pro Gramm ist
Alkohol nämlich fast so ein Schwergewicht wie Fett
(9 kcal/g). Sie können sich selbst ausrechnen, wie
schnell hier einiges an Kalorien zusammenkommt – eine
Flasche Bier oder zwei kleine Gläser Wein enthalten un-
gefähr 20 g Alkohol!

Ein völliges Alkoholverbot wird Ihr Arzt aussprechen,
wenn Sie

■ bereits unter diabetischen Nervenschädigungen leiden,
■ eine Lebererkrankung haben,
■ unter einer Fettstoffwechselstörung leiden,
■ zu Unterzuckerungen neigen.

Gesundheit mit Messer und Gabel?

Wie leistungsfähig Sie sind und wie gut sich Ihr Typ-2-
Diabetes einstellen oder sogar zurückdrängen lässt,
entscheiden Sie letztlich auch durch Ihre Ernährung.
Was Sie essen, bestimmt darüber, wie gut oder
schlecht Ihre Zellen arbeiten. Und demnach über die
Energie, die Sie haben und wie Sie sich fühlen.

Dass »Nahrung eure Medizin sein kann«, wussten
schon unsere Altvordern, wie die Hippokratischen
Schriften um 460 v. Chr. beeindruckend belegen. Ernährung ist neben Bewegung einer der wichtigsten

Faktoren, wenn es um unsere Gesundheit geht. Das Schöne daran: Wir haben es selbst in der Hand, wir können Einfluss darauf nehmen, was wir essen und wie oft wir körperlich aktiv werden.

Sie glauben, dass zu viel Aufhebens um die »gesunde Ernährung« gemacht wird? Wie groß der Einfluss, den wir mit Messer und Gabel auf unsere Gesundheit ausüben, tatsächlich ist, zeigt der Blick auf die Mittelmeerländer. Deren Bewohner erfreuen sich einer auffällig besseren Gesundheit als die Nordeuropäer. Oder eine Studie, die erst kürzlich von englischen Medizinern durchgeführt wurde und zeigen konnte, dass schon kleine Änderungen im täglichen Speiseplan viel ausmachen: Nur 100 Gramm Obst und Gemüse mehr am Tag kann das Risiko für Bluthochdruck, Schlaganfälle und Herzkrankheiten deutlich verringern.

Fakt ist, die meisten von uns sind – obgleich oft zu beleibt – unterversorgt. Angesichts des Schlaraffenlandes, in dem wir leben, eigentlich unglaublich, aber wahr. Wir essen alle zu viele leere Kalorien und zu wenig hochwertige Nährstoffe. Dem Übergewicht, der Insulinresistenz, der Fettstoffwechselstörung und anderen Geißeln der Menschen werden damit Tür und Tor geöffnet.

Wie aber können wir uns richtig ernähren, ein vernünftiges Gewicht halten oder erreichen und gleichzeitig unser Leben genießen? Das ist einfacher, als Sie denken. Wir brauchen uns nur ein Beispiel an den Griechen oder Italienern zu nehmen – die machen es uns schon seit Jahrzehnten vor.

Diabetikerprodukte – sinnvoll oder unsinnig?
Daran scheiden sich die Geister. Während einige Diabetikerprodukte für eine reine »Geschäftemacherei«

und überflüssig erachten, sind andere der Meinung, dass Sie durchaus ihre Berechtigung haben. Die Wahrheit liegt vermutlich in der Mitte.

Diätetische Lebensmittel, die »zur besonderen Ernährung bei Diabetes mellitus im Rahmen eines Diätplanes« – so die offizielle Formulierung – geeignet sind, enthalten keinen Zucker. Sie dürfen auch nicht mehr Kalorien als Vergleichsprodukte mit Zucker enthalten. Und genau das ist das Problem, denn sie enthalten eben nicht weniger Kalorien. Gerade für Typ-2-Diabetiker ist aber nicht nur der Zuckergehalt, sondern auch der Kaloriengehalt eines Lebensmittels interessant. So liefert Diabetikerschokolade fast genauso viele Kalorien wie normale Schokolade. Denn der Fettgehalt bleibt gleich. Dennoch verleitet das viele Diabetiker, sich ein Stückchen mehr als sonst zu nehmen – ist ja Diabetikerschokolade. Stimmt, der Blutzuckerwert wächst dadurch vielleicht nicht unmittelbar an, die Fettpölsterchen hingegen schon!

Ob und in welchem Umfang Diabetikerprodukte für Sie in Frage kommen, müssen Sie letztendlich selbst entscheiden. Durchaus sinnvolle Produkte sind Süß- und Zuckeraustauschstoffe, Light-Limonaden, Diabetiker-Konfitüren und Diabetiker-Joghurts.

Essen wie im Urlaub – Mediterrane Ernährung

Findige Sportärzte bemerkten bereits Anfang der 90er Jahre, dass italienische Kicker häufig bessere Blutwerte als deutsche Fußballer haben. Daraufhin wurde in den Töpfen der südländischen Teams ausgiebig spioniert. Das Ergebnis war überraschend: Auf dem Speisezettel der Fußballer stand alles, wovon der Urlauber noch zu Hause schwärmt. Und was extrem gesund ist. Denn kaum eine andere Ernährungsform erfüllt die Anforderungen der modernen Ernährungswissenschaft so gut wie die mediterrane Küche. Dies ergab unter anderem die »Sieben-Länder-Studie«: Beim grenzüberschreitenden Speiseplanvergleich zeigte sich, dass zwischen Nordeuropa und den Mittelmeerländern ein deutliches Gefälle hinsichtlich der Gesundheit besteht. Kein Wunder also, dass italienische Fußballer solche Torschützenkönige sind.

Heute wird die traditionelle Mittelmeerkost von Ernährungsexperten offiziell als Vorsorgemaßnahme empfohlen. Das Geheimnis liegt dabei nicht in einem einzigen Nahrungsmittel, sondern vielmehr im Zusammenspiel der Zutaten: Die traditionelle Ernährungsweise in Südeuropa zeichnet sich durch ihre gesunde Vielfalt aus.

Pflanzliche Lebensmittel – Brot und Teigwaren, Gemüse, Salat und Obst – machen den Löwenanteil dessen aus, was täglich auf den Tisch kommt. So essen Griechen und Italiener fast dreimal so viel Gemüse wie die Deutschen. Fisch, Meeresfrüchte und Geflügel werden regelmäßig, dunkles Fleisch dagegen eher selten serviert. Auch Milch und Milchprodukte wie Joghurt und Käse gibt es täglich, jedoch in Maßen. Auch Eier zählen in der Mittelmeerküche zu den Randerscheinungen. Die Hauptfettquelle ist Olivenöl, das gemeinsam mit den Seefischen für ein äußerst günstiges Fettsäuremuster sorgt. Und ihr Verbündeter in Sachen Herz- und Gefäßschutz ist der Knoblauch, der natürlich nicht fehlen darf.

Aus dieser »südländischen« Zusammenstellung eines Speiseplans ergibt sich eine optimale Nährstoffbilanz. Mediterran essen bedeutet wenig gesättigte Fettsäuren und Trans-Fette, dafür viele einfach und mehrfach ungesättigte Fettsäuren – besonders Omega-3-Fettsäuren – dank der Seefische. Weiterhin positiv ist der hohe Gehalt an Kohlenhydraten und Ballaststoffen. Ganz zu schweigen von den vielen Vitaminen, Mineralstoffen und Antioxidanzien. Mittelmeerkost hält nicht nur Herz und Kreislauf fit, sondern beeinflusst auch den Stoffwechsel äußerst günstig. Davon wiederum profitieren insbesondere Typ-2-Diabetiker, die auf ein gleichmäßiges Blutzuckerprofil und gute Blutfettwerte achten müssen.

Warum Essen mit Urlaubsflair so gesund ist

Holen Sie sich die Sonne auf den Teller und tun Sie Ihrem Körper damit Gutes. Hier einige Gründe, warum Sie mediterran genießen sollten:

Die Mittelmeerküche

- liefert reichlich ungesättigte Fettsäuren, besonders Omega-3-Fettsäuren sowie Ölsäure, eine Omega-9-Fettsäure, aus Olivenöl (trotzdem immer auf die Fettmenge achten!),
- verbessert die Zusammensetzung der Blutfette, indem sie das »schlechte« LDL-Cholesterin senkt und im Gegenzug das »gute« HDL-Cholesterin erhöht,
- unterstützt den Fettstoffwechsel positiv,
- reduziert die Oxidation von Fetten und so die Gefahr von Arteriosklerose,
- senkt das Risiko für einen plötzlichen Herztod.

Und das alles bei 100 Prozent Geschmack!

Und die beste Nachricht für Diabetiker, die zu viel auf die Waage bringen: Mediterrane Ernährung schlägt mit weniger Kalorien zu Buche, als viele meinen. Dass Pasta dick macht, ist nämlich ein Irrglaube. Was dick macht, sind fette Käse- oder Sahnesaucen. Wer es aber so macht wie die Italiener und sich stattdessen die Nudeln mit einer fruchtigen Tomatensauce schmecken lässt, wird davon sicher nicht dick. Oder schon mal kleine Röhrennudeln, Penne, mit gegrilltem Gemüse, viel Rosmarin, etwas Olivenöl und Knoblauch probiert? Ein Hauch von geriebenem Parmesan macht das Essen perfekt. Klar müssen Typ-2-Diabetiker, die Insulin spritzen, BE für die Nudeln kalkulieren, aber das Gemüse bleibt unberechnet. Und schließlich holen Sie sich mit einem solchen Essen auch ein wenig Urlaub auf den Teller, oder? Ein anderer »Ernährungsirrglaube« ist, dass Essen am späteren Abend sich negativ auf der Waage auswirkt. Was sich auf Ihren Rippen ablagert, darüber entscheidet bestimmt nicht die Uhrzeit. Was einzig zählt, ist die Menge der aufgenommenen Kalorien. Ob Sie Ihr Quantum schon bis zum Nachmittag verspeist haben oder erst am Abend, ist Ihrem Körper einerlei. Wäre Genießen nach Sonnenuntergang so schädlich für den Körper, hätten die Mittelmeerländer bestimmt nicht so gute Noten im internationalen Gesundheitsranking.

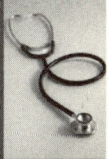

Abends sollten Sie allerdings nichts essen, was schwer verdaulich ist, also vor allem keine fetten Speisen. Sie liegen Ihnen schwer im Magen und rauben Ihnen so den Schlaf, den Sie für den Erhalt Ihrer Abwehrkräfte dringend brauchen.

Nur eines sollten Sie sich vielleicht nicht unbedingt bei den Italienern abgucken: das ausgiebige Schlemmen. Mehrere Gänge zu jeder Mahlzeit? – Dann klappt's wahrscheinlich nicht mit dem Abnehmen – trotz mediterraner Kost.

Die richtige Ernährung
Gesundheit mit Messer und Gabel?

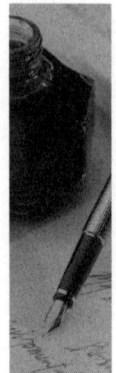

Checkliste

Testen Sie Ihr Ernährungsverhalten

1. Wie viel Zeit nehmen Sie sich für eine Hauptmahlzeit?
a) weniger als 10 Minuten
b) 10 bis 20 Minuten
c) mehr als 20 Minuten.

2. Essen ist für Sie
a) reine Energiezufuhr
b) ein gewohntes Ritual
c) ein Vergnügen.

3. Wie viel Flüssigkeit in Form von alkoholfreien Getränken nehmen Sie täglich zu sich (Kaffee zählt nicht!)?
a) weniger als einen Liter
b) etwa 1,5 Liter
c) mehr als 1,5 Liter.

4. Wie oft am Tag essen Sie frisches Obst und Gemüse?
a) 1 Portion
b) 2 bis 3 Portionen
c) 4 bis 5 Portionen.
(eine Portion entspricht ca. einer Hand voll)

5. Wie oft essen Sie Fisch?
a) eher selten
b) etwa zweimal im Monat
c) mindestens zweimal pro Woche.

6. Wie oft kommen bei Ihnen Fleischprodukte wie Wurst und Fleischkäse auf den Tisch?
a) mindestens einmal am Tag
b) mehrmals wöchentlich
c) eher selten.

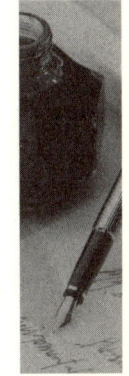

7. Wie oft essen Sie Vollkornprodukte (Brot, Müsli etc.),
   Wildreis/ungeschälten Reis oder Hülsenfrüchte?
a) selten
b) zwei- bis dreimal wöchentlich
c) ein- bis zweimal täglich.

Zählen Sie jetzt zusammen, wie oft Sie a, b, oder c
angekreuzt haben.

Sie haben hauptsächlich a angekreuzt? Sie scheinen sich
noch nicht allzu viele Gedanken darüber zu machen, was
Sie essen. Sie sollten etwas mehr darauf achten, was
täglich auf Ihren Teller kommt. Vielleicht haben Sie in
diesem Kapitel einige brauchbare Anregungen gefunden.

Überwiegt b? Ihr Ernährungsverhalten ist recht passabel.
Es gibt vielleicht hier und dort noch ein paar Verbes-
serungsmöglichkeiten, aber Sie sind auf dem richtigen
Weg.

Überwiegt in Ihrer Auswertung c? Gratulation!
Sie ernähren sich wirklich vorbildlich.

Abnehmen ohne zu hungern

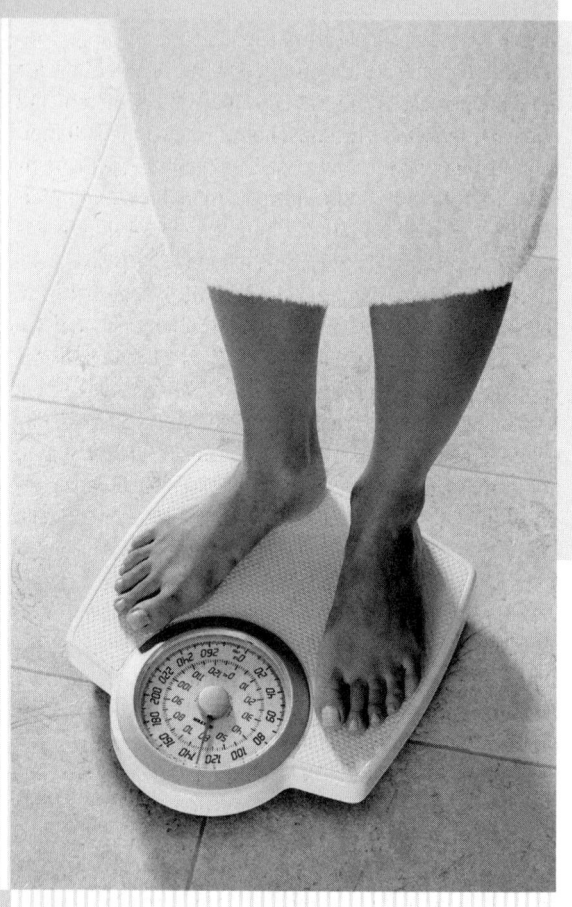

Bauch weg –
Diabetes weg

»Die Deutschen werden immer dicker«. So oder ähnlich lauten neuerdings die Schlagzeilen in Zeitungen und Zeitschriften. Nur ein Rauschen im deutschen Blätterwald? Leider nein. Längst ist Übergewicht nicht mehr nur ein Phänomen im fernen Amerika. Auch hierzulande werden die Bäuche immer größer und die Pos immer breiter – Experten schätzen, dass rund die Hälfte aller Deutschen zu viel auf die Waage bringen. Die tägliche Energiezufuhr, so die Deutsche Gesellschaft für Ernährung e.V. (DGE), liegt hierzulande bei rund 3000 Kilokalorien, wobei die meisten davon aus Fett und Zucker stammen. Kein Wunder, dass wir aus der Form gehen. Doch nicht nur unsere Figur leidet: Fehlernährung und Übergewicht sind Risikofaktoren für unsere Gesundheit, die nicht zu unterschätzen sind.

Die Insulinresistenz bekämpfen

Die gute Nachricht: Niemand profitiert so sehr von einer Gewichtsabnahme wie Typ-2-Diabetiker. Wenn die Pfunde purzeln, hat das unmittelbar positive Auswirkungen auf den Blutzucker! Durch die Verringerung des Fettgewebes reagiert der Körper wieder wesentlich sensibler auf das noch vorhandene Insulin – normale Zuckerwerte können unter Umständen ganz ohne Tabletten und Insulinspritzen erreicht werden! Also, ran an den Speck! Bekämpfen Sie die überflüssigen Pölsterchen Ihrer Gesundheit zuliebe!

Abnehmen ohne zu hungern
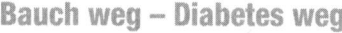
Bauch weg – Diabetes weg

Die goldene Formel für erfolgreiches Abnehmen lautet
dabei:
Weniger Kalorien + mehr Bewegung
= weniger Körpergewicht.

Angenommen, Sie sind Typ-2-Diabetiker. Vielleicht
bringen Sie auch ein paar Pfunde zu viel auf die Waage. Sie spritzen kein Insulin, leiden also nicht an
einem Insulinmangel. Dann ist Ihr Hauptproblem die
Insulinresistenz. Im Gegensatz zu einem Typ-1-
Diabetiker haben Sie nämlich noch genug Insulin. Sie
müssen nur dafür sorgen, dass es seine Wirkung
wieder entfalten kann. Und die Wurzel dieses Übels
liegt unter anderem in den ungeliebten Pölsterchen an
Bauch und Po. Bauen Sie Ihr Übergewicht ab, dann
kämpfen Sie gleichzeitig auch gegen die Insulinresistenz an. Mit einigen Pfunden weniger fühlen Sie
sich nicht nur wohler, sondern geben gleichzeitig
Ihrem Körper wieder die Chance auf einen funktionierenden Zuckerstoffwechsel. Sie werden sich diese Gelegenheit doch nicht entgehen lassen? Zwei bis
drei Kilo in drei Monaten abgenommen, reichen für
manchen Diabetiker schon aus, um seine Stoffwechsellage wieder in den Griff zu bekommen.
Wichtig ist, dass Übergewicht langsam und dauerhaft
abgebaut wird. Denn es ist so: Schaffen Sie es, Ihren
Diabetes durch Abspecken in die Verbannung zu schi-
cken, kann er mit neuen Kilos auch wieder zurück-
kommen. Deshalb stellen Sie besser Ihre Ernährung
dauerhaft auf kohlenhydrat- und ballaststoffreiche,
aber fettarme Kost um, anstatt mit Crash-Diäten zu
liebäugeln. Dieser Art von Abnehmen ist meist kein
lang anhaltender Erfolg beschert, und schadet
außerdem dem Stoffwechsel. Für Diabetiker gilt deshalb: Finger weg von Crash-Diäten! Keiner muss sich

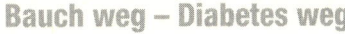
heute mehr mit exotischen Diäten quälen, die den Magen knurren und die Lebensfreude in den Keller sinken lassen. Mit ein wenig Geduld geht es auch anders – vor allem satter und gesünder!

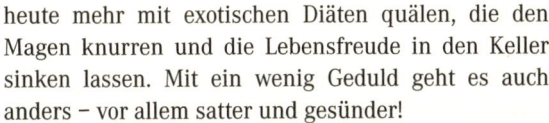

Typ-2-Diabetiker, die kein Insulin spritzen, müssen bei der Ernährung Kalorien und nicht Broteinheiten im Auge behalten.

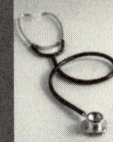

Was Sie in diesem Kapitel nicht finden werden, sind strikte Menüpläne für mehrere Wochen oder seitenlange Auflistungen »schlanker« Rezepte. Viele Menschen empfinden nämlich das Nachkochen und exakte Einhalten solcher Vorschläge als viel zu zeitaufwändig – und lassen die Sache mit dem Abnehmen dann lieber gleich bleiben. Was Sie stattdessen erwartet, sind praktische Tipps und Tricks, wie Sie sich gesünder ernähren und so ganz nebenbei jede Menge Kalorien sparen können.

Interessantes rund ums Abnehmen

Doch bevor wir gemeinsam Ihren Kühlschrank inspizieren oder in Ihre Töpfe gucken, noch ein paar Anmerkungen zum Thema Abnehmen. Sie stellen sich vielleicht die Frage nach dem »wie viel«? Prinzipiell gilt: Wenn Sie abspecken möchten, sollten Sie vorher immer mit Ihrem Arzt darüber sprechen. Er wird mit Ihnen gemeinsam festlegen, wie viel Gewichtsverlust in welcher Zeit sinnvoll und auch realistisch ist. Als Richtwert geben Experten zehn Prozent vom Ausgangsgewicht an. Das heißt also, wenn Sie 80

Kilogramm wiegen, sollten Sie anstreben, dass Ihre Waage in ein paar Monaten ungefähr 72 Kilo anzeigt. Um dieses Ziel zu erreichen, müssen Sie sparen. In diesem Fall aber nicht Geld, sondern Kalorien. Die Kunst beim Abnehmen ist, dem Körper etwas weniger Energie zuzuführen, als er eigentlich benötigt. Dann greift er nämlich sein »Erspartes«, in diesem Fall Fettpölsterchen, an.

Wer gleichzeitig durch ein Mehr an Bewegung zusätzliche Kalorien verbrennt, ist schon auf dem besten Weg zum Wunschgewicht.

Wie viel Energie braucht unser Körper?

Das ist ganz unterschiedlich und hängt von Alter, Größe, Gewicht, Geschlecht und natürlich dem Ausmaß an körperlicher Aktivität ab. Es sind genau genommen zwei Faktoren, aus denen sich der tägliche Energieverbrauch eines Menschen zusammensetzt: Ein Parameter ist der Grundumsatz. Das ist jene Energiemenge, die der Körper braucht, um Lebensvorgänge wie Atmung, Herz-Kreislauf-Tätigkeit oder die Regulation der Körpertemperatur aufrechtzuerhalten. Bei üblicher körperlicher Belastung stellt der Grundumsatz den größeren Teil des täglichen Energieverbrauchs dar. Dieser Grundumsatz liegt bei Männern immer etwas höher als bei Frauen, da sie mehr »Energie verbrauchende« Muskeln haben. Werden wir älter, reduziert sich die Muskelmasse und damit sinkt auch der Grundumsatz.

Alles, was ein aktiver Körper dann über den Grundumsatz hinaus noch braucht, wird als Arbeitsumsatz bezeichnet. Dieser zweite Faktor ist, je nach Ausmaß der körperlichen Arbeit bzw. Bewegung, variabel. Sind es bei leichter körperlicher Arbeit nur ein paar

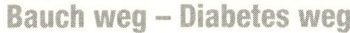
hundert Kilokalorien mehr, die der Körper verbrennt, können es bei einem Hochleistungssportler bis zu 8000 kcal sein. Hier einige Beispiele, wie viel Energie bei bestimmten Tätigkeiten verbraucht wird:

Tätigkeit	Kalorien-verbrauch	Entspricht in Lebensmitteln
25 Minuten Fensterputzen	80 kcal	1 Portion Schlag-sahne, 25 g
15 Minuten sportliches Radfahren	95 kcal	1 Glas Wein (1/8 l)
20 Minuten Schwimmen	115 kcal	1 Brötchen (45 g)
1 Stunde Bergsteigen	760 kcal	2 Stück Stollen (200 g)
1,5 Stunden Langlaufen	910 kcal	1 mittelgroße Pizza

Übrigens: Das Wort Kalorie stammen von dem lateinischen Wort »calor« und bedeutet so viel wie Wärme. Unser Organismus deckt seinen Energiebedarf nämlich durch die Verbrennung der Nährstoffe wie beispielsweise Kohlenhydrate oder Fett. Bei diesem Prozess wird Energie frei, die dann über den Stoffwechsel für die verschiedenen Leistungen des Körpers nutzbar gemacht werden kann. Der Kalorien-Wert eines Lebensmittels gibt also an, wie viel Energie in ihm steckt.

Die Sache mit dem Gewicht

Wann liegt das Körpergewicht im normalen Bereich, wer ist als übergewichtig einzuschätzen?

Die Formel »Körpergröße (Zentimeter) – 100 = Normalgewicht« wird heute zur Gewichtsberechnung kaum mehr angewandt. Wir sind einfach viel zu unterschiedlich, um mit einer allgemeingültigen Formel »berechenbar« zu werden. Deshalb wird mittlerweile ein objektiveres Maß zur Bestimmung des Sollgewichts eingesetzt: Der Body Mass Index (BMI). Zwar ist die Formel etwas komplizierter, dafür sind die Ergebnisse objektiv und wirklich für alle Erwachsenen zutreffend. Ihr »persönlicher« BMI berechnet sich wie folgt:

$$BMI = \frac{\text{Körpergewicht (in Kilogramm)}}{\text{Körpergröße (in Meter) x Körpergröße (in Meter)}}$$

Ein Rechenbeispiel:

$$\frac{70 \text{ (kg)}}{1,72 \text{ (m) x } 1,72 \text{ (m)}} = 70 : 2,96 \approx 23,7$$

Als Richtwerte können für Sie gelten:

BMI unter	18,5:	Zu wenig! Dringend zunehmen!
BMI	18,5 – 25:	Gratulation, Ihr Gewicht ist in Ordnung.
BMI	25 – 29,9:	Ihr Gewicht ist im oberen Normbereich, Sie sollten etwas abnehmen!
BMI ab	30:	Sie wiegen zu viel! Sie sollten unbedingt abnehmen!

Strategien zum Abnehmen

Es ist nicht immer nur die Auswahl der Lebensmittel oder vielleicht die Menge, die über unseren Erfolg auf der Waage bestimmt. In unserem Alltag lauern gerade in Sachen Ernährung viele Fallen und noch viel mehr Verführungen, die uns das Leben im wahrsten Sinne des Wortes »schwer« machen können. Auch unsere Erziehung hat einen nicht unerheblichen Anteil daran, »was« und »wie« wir essen. Wer von klein auf dazu angehalten wurde, immer »brav« aufzuessen, wird sich später schwer tun, selbst bei gestilltem Hunger das restliche Schnitzel auf dem Teller zu lassen. Oder sind Sie in einer großen Familie mit vielen Geschwistern aufgewachsen? Dann neigen Sie vielleicht dazu, Ihr Essen regelrecht zu verschlingen – aus Angst, »zu kurz zu kommen«. Ein anderer starker Einflussfaktor ist unsere Stimmung. Wer kennt nicht das Phänomen der tröstenden, süß-schmelzenden Schokolade? Schlechte Stimmung und Frust können durchaus mit verantwortlich sein, wenn wir uns zu viel in den Mund schieben.

Nachfolgend einige Tipps, wo sich solche Fallen im Alltag verstecken und wie Sie diese geschickt umgehen können:

- **Vermeiden Sie kalorienreiche Verführungen!** Disziplin ist zwar gut, wer es hier aber mit dem Sprichwort: »Aus den Augen, aus dem Sinn« hält, macht sich selbst das Leben leichter. Bewahren Sie also keine Süßigkeiten, Kuchen und andere Leckereien zu Hause auf.

- **Essen Sie langsam!** Wer langsam isst und sorgfältig kaut, gibt seinem Gehirn Zeit, das Signal »satt« an den Magen zu senden. Bewusstes Genießen verschafft Ihrer Steuerzentrale nämlich genau jene 20 Minuten, die es für diese Rückmeldung benötigt. Wer schlingt, läuft Gefahr, viel mehr zu essen als eigentlich nötig.

Abnehmen ohne zu hungern
Strategien zum Abnehmen

- **Machen Sie jede Mahlzeit zur Hauptsache!** Wenn Sie essen, dann essen Sie! Tätigkeiten wie Lesen oder Fernsehen während des Essens lenken ab. Sie merken nämlich gar nicht, was Sie eigentlich gerade zu sich nehmen. Zurück bleibt oft ein »unbefriedigendes Gefühl«. Es besteht die Gefahr, dass die Ablenkung zu einer zu hohen Nährstoffaufnahme führt.

- **Nehmen Sie kleinere Portionen!** Packen Sie sich keine großen Portionen auf den Teller. Nehmen Sie, falls Sie wirklich noch Hunger haben, lieber etwas nach. Diese Methode hilft vor allem jenen Menschen, die das Gefühl haben, immer »brav« den Teller leer essen zu müssen. Also, den Teller erst gar nicht so voll laden. Sich einen »Nachschlag« zu nehmen, stellt für viele eine kaloriensparende Hemmschwelle dar.

- **Machen Sie reinen Tisch!** Räumen Sie unmittelbar, nachdem Sie Ihr Mahl beendet haben und satt sind, die Reste vom Tisch ab. Die Verführung, immer wieder zuzugreifen und doch noch ein wenig zu naschen, ist groß.

- **Überlisten Sie den Hunger mit einem Glas Wasser als Aperitif!** Ein Glas Wasser vor einer Mahlzeit, in kleinen Schlückchen getrunken, füllt den Magen. Der Hunger ist, steht der Teller erst einmal auf dem Tisch, dann nicht mehr ganz so groß. Gieriges Schlingen wird vermieden. Bier, Prosecco und andere alkoholische Getränke vor dem Essen sind für Diabetiker, insbesondere jene mit etwas Übergewicht, ohnedies nicht geeignet.

- **Kämpfen Sie gegen Ihre Naschattacken an!** Überlegen Sie genau, warum Sie gerade jetzt Lust auf etwas Süßes haben. Sind Sie hungrig? Traurig oder frustriert? Vielleicht könnte ja ein Telefonat mit einer Freundin, ein kurzer Spaziergang, ein heißes Bad oder Lesen eine gute Ablenkung sein.

- **Gehen Sie nie hungrig einkaufen!** Vielleicht haben Sie selbst schon die Erfahrung gemacht: Wenn der Magen knurrt, kauft man viel mehr ein als notwendig. Denn alles, was in diesem Moment den Appetit anregt, wandert schnurstracks in den Einkaufswagen. Essen Sie besser ein Stück Obst, bevor Sie in den Supermarkt gehen.

- **Sie sind kein Müllschlucker!** Essen Sie nicht den Kühlschrank leer, nur weil einige Produkte das Haltbarkeitsdatum überschreiten. Wenn zu viel verdirbt, einfach weniger einkaufen!

- **Sie müssen nicht anderer Leute Teller leer essen!** Wenn Ihr Partner seine Portion nicht aufisst, sollten Sie sich nicht dazu verpflichtet fühlen, das für ihn zu tun. Lassen Sie den Rest, auch im Restaurant, lieber zurückgehen. Bei geeigneten Speisen wie zum Beispiel Hühnerschenkel oder einem Stück Fleisch einfach den Kellner bitten, es einzupacken.

- **Lesen Sie die Zutatenlisten von Lebensmitteln!** Bei diesen Listen steht an erster Stelle meist jene Zutat, von der die größte Gewichtsmenge verwendet wurde. Steht Fett in der Liste sehr weit oben, sollten Sie besser die Finger von dieser »Fettbombe« lassen.

- **Wiegen Sie sich nicht täglich!** Überprüfen Sie Ihr Gewicht nicht jeden Tag – tägliche Gewichtsschwankungen sind an der Tagesordnung und ganz normal. Sie vermeiden damit Frust und laufen weniger Gefahr, aufzugeben. Genießen Sie stattdessen Ihr neues Körpergefühl und statten Sie der Waage nur einmal pro Woche einen Besuch ab!

So können Sie (Fett-)Kalorien sparen

Die Deutsche Gesellschaft für Ernährung (DGE) empfiehlt für Erwachsene eine tägliche Fettzufuhr 60 bis

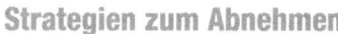

80 Gramm täglich. Tatsächlich liegt die durchschnittliche Fettaufnahme hierzulande aber weit über 100 Gramm! Eine solche fettreiche Ernährung hat aber nicht nur unschöne Pölsterchen an Bauch und Hüften zur Folge, sondern ist auch mitverantwortlich für ernährungsbedingte Krankheiten wie Typ-2-Diabetes.

Schuld an dem ganzen Malheur ist also zu einem großen Teil das Fett in unserer Ernährung. Was hilft es da, mit Hilfe strenger Diäten schnell ein paar Pfunde zu verlieren, wenn im Anschluss wieder der krosse Schweinebraten oder der gebackene Camembert auf den Teller kommen? So verliert man auf Dauer weder Pfunde noch seinen Diabetes. Eine dauerhafte Gewichtsreduktion und damit eine bessere Stoffwechseleinstellung kann nur dann erzielt werden, wenn Ernährungsgewohnheiten und Lebensweise langfristig umgestellt werden. Wer jetzt an Hunger und Verzicht denkt, hat eine falsche Vorstellung von gesunder Ernährung. Es geht nicht darum, gewisse Leckereien für immer aus Ihrem Leben zu verbannen. Viel wichtiger ist es, einen vernünftigen, maßvollen Umgang mit Lebensmitteln, vor allem den fettreichen, zu erlernen.

Nehmen Sie Ihre tägliche Fettzufuhr einmal genau unter die Lupe. Sie werden erstaunt sein, wie viel von diesem energiereichen Nährstoff Sie tatsächlich täglich zu sich nehmen. Gleichzeitig werden Sie auch erkennen, wie viel Einsparpotenzial in Sachen Kalorien gerade hier verborgen liegt. Wer abnehmen möchte, sollte täglich nicht mehr als 30 bis 40 Gramm Fett aufnehmen, wer sein Gewicht halten will, ist mit 60 bis 80 Gramm im grünen Bereich (die unteren Werte gelten jeweils für Frauen). Wenn Sie zusätzlich auch noch ein wenig auf den Zuckerkonsum achten, steht der Gewichtsabnahme nichts mehr im Weg – ganz ohne knurrenden Magen.

Fett – ein Schwergewicht

Ein Kilogramm Fettgewebe enthält ca. 7000 kcal. Das heißt, Sie müssen 7000 kcal beim Essen einsparen, um ein Kilo Fett abzubauen. Angenommen, Sie wollen drei Kilo abnehmen – und damit ist gemeint, Fett schmelzen – dann müssen Sie 21 000 kcal einsparen. Wenn Sie, weiter angenommen, täglich 500 kcal einsparen (besprechen Sie das immer vorher mit dem Arzt), dann brauchen Sie rein rechnerisch 42 Tage, um diese drei Kilo abzunehmen. Mit einkalkuliert sind hier natürlich nicht die eine oder andere kleine Sünde, das Sportpensum und andere Faktoren, die Einfluss auf das Gewicht nehmen. Allgemein ist beim Abspecken ein Gewichtsverlust von einem Pfund in der Woche wünschenswert.

Ist Genuss ohne ein schlechtes (Fett-)Gewissen überhaupt noch möglich? Frust zu schieben ist hier sicherlich die falsche Strategie. Es geht vielmehr darum zu wissen, in welchen Lebensmitteln mehr oder weniger Fett steckt. Es ist natürlich nicht immer ganz einfach, heimlichen Fettlieferanten auf die Schliche zu kommen. Aber das Wissen darüber, ob ein Lebensmittel eher unter die Kategorie »fettarm« oder »fettreich« fällt, hilft schon in vielen Fällen, Fettfallen aus dem Weg zu gehen. Durch eine bessere Einteilung des Fettverzehrs kann jeder es schaffen, nicht nur das gesunde »Soll« einzuhalten, sondern durch das Einsparen von Fett um einige Pfunde leichter zu werden. Wer Butter dünner auf das Brot streicht, den Fettrand am Fleisch wegschneidet und bei der Portion Sahne zur Torte dankend ablehnt, hat im Kampf um Pfunde und Gesundheit schon viel gewonnen. Doch das reicht oft nicht aus, um den Fettkonsum in einem gesunden und damit schlanken Rahmen zu halten. Besonders auf die versteckten Fette muss Acht gegeben werden, soll die tägliche Fettzufuhr erfolgreich reduziert werden.

Die folgende Tabelle zeigt Ihnen eine Auswahl an Lebensmitteln, die wahre »Fettnäpfchen« sind:

Lebensmittel (100 g)	Fettgehalt in g
Speck, durchwachsen	76,7
Schinkenspeck, roh	76,7
Paranüsse	66,8
Walnüsse	62,5
Cocktaildressing, Fertigprodukt	62,5
Haselnüsse	61,8
Pistazien, geröstet	55,4
Holländische Sauce	47,0
Leberwurst, Hausmacher Art	43,9
Fleischwurst	40,4
Creme fraiche 40 % Fett	40,0
Chips	39,4
Fleischkäse	37,6
Zwiebelwurst	36,8
Landjäger	35,9
Nussecken	35,9
Oliven, schwarz	35,8
Erdnussflips	34,7
Cheddar 45 % Fett i.Tr.	34,0
Croissants	33,2
Brie 50 % Fett i.Tr.	33,2
Nougat	32,9
Mandeltorte	32,7
Zartbitterschokolade	32,7
Schinkenwurst, roh	32,2
Greyerzer 45 % Fett i.Tr.	32,2
Milchschokolade	31,5

Sicherlich haben Sie auf der Liste einige »gute Bekannte« entdeckt. Und ganz bestimmt kennen Sie bereits viele der Lebensmittel, die ein schlechtes Image in Sachen Fettkalorien haben. Speck, Bratwurst, Schlagsahne & Co. sind eben nicht unbedingt als Schlankmacher bekannt.

Fettarme Alternativen im Alltag

Inspizieren Sie Ihren Kühlschrank. Wahrscheinlich findet sich das eine oder andere Lebensmittel aus der Liste auch in Ihrer kulinarischen Schatzkammer. Das macht nichts. Wichtiger ist, dass Sie die Übeltäter überhaupt erkennen und nur noch in Maßen genießen. Oder Sie versuchen es mit Alternativen. Hier ein paar Vorschläge, wie Sie Ihren Speiseplan abwechslungsreich gestalten und so ganz nebenbei Fett und Kalorien von Ihrem Teller und damit auch von Ihren Rippen verbannen können.

■ Der richtige Start in den Tag

Beginnen Sie Ihren Tag mit einer geballten Ladung an Vitalität anstatt mit Fett. Ein Vollkorbrötchen oder zwei Scheiben Vollkornbrot versorgen Sie mit der Energie, die Sie für den Vormittag brauchen. Dank der vielen Ballaststoffe bleibt auch der Hunger zwischendurch auf der Strecke. Denken Sie aber auch beim Frühstück daran, Fett zu sparen. Wenn Sie Kaffeetrinker sind, dann geben Sie fettarmer Milch gegenüber der Kaffeesahne den Vorzug. Verwenden Sie als Streichfett Diätmargarine und drauf dann vielleicht Diabetikerkonfitüre. Oder eine Scheibe Vollkornbrot mit etwas Magerquark, den Sie vorher mit flüssigem Süßstoff und etwas Zitrone angerührt haben, bestreichen und dann mit ein paar Scheiben Banane oder Nektarine belegen – anstelle von Konfitüre und genauso fruchtig. Oder Sie rühren in einen Magerjoghurt sechs Esslöffel feine Haferflocken,

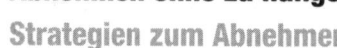
geben etwas Süßstoff hinzu und lassen das Ganze zehn Minuten ziehen. Anschließend zerdrücken Sie eine Banane und mischen diese darunter. Heben Sie ein paar Bananenscheiben auf und dekorieren Sie Ihren Joghurt damit – das Auge isst schließlich mit! Natürlich ist auch Müsli ein perfekter Start in den Tag. Allerdings sollten Sie es idealerweise selbst zubereiten, denn fertige Müslimischungen enthalten manchmal viel Zucker und haben es auch hinsichtlich des Fettgehalts ganz schön in sich. Denn Nüsse und Samen, die an sich sehr gesund sind, sind leider auch fettreich. Wenn Sie lieber herzhaft frühstücken, dann sollten Sie beim Käse auf den Fettgehalt achten und bei Wurst unbedingt zu der Geflügelvariante greifen. Zur Abwechslung könnten Sie auch einmal Hüttenkäse mit Pfeffer und frischen Kräutern versuchen. Das schmeckt bestimmt.

■ **Schon beim Schmieren Kalorien sparen**

Sie müssen nicht auf das Streichen Ihres Brotes verzichten. Diätmargarine ist aber sicherlich die fettärmere Variante zur Butter. Wenn Sie gern herzhaft essen, könnten Sie statt der Butter auch einmal Senf oder Tomatenmark unter den Belag geben. Oder haben Sie es schon mal mit einem Hauch Meerrettich versucht? Quark? Das schmeckt und spart jede Menge Kalorien. Übrigens: Käse wie beispielsweise Brie bekommt eine besondere Note, wenn Sie anstatt der Butter etwas rote Diabetikerkonfitüre darunter schmieren.

■ **Der Belag kann auch mal knackig sein**

Es muss ja nicht immer nur Wurst aufs Brot kommen. Warum versuchen Sie es nicht einmal mit knackigem Gemüse, Salat und Kräutern? Sie können beispielsweise nur eine statt der vielleicht üblichen drei Scheiben Wurst nehmen (idealerweise magere Geflügelwurst) und einfach ein Salatblatt und zwei Scheiben Gurken darunter packen. Oder haben Sie schon einmal Vollkornbrot mit Hüttenkäse, der mit Salz, Pfeffer, einem Spritzer Zitrone und frischen Kräutern wie Schnittlauch, Petersilie und Dill angerichtet ist, versucht? Sie werden überrascht sein, wie frisch das schmeckt. Oder machen Sie es wie die Italiener. Legen Sie eine fruchtige Tomate und eine dünne Scheibe Mozarella auf Ihr Brot und streuen Sie Basilikum drauf. Schmeckt wie im Urlaub. Wer es hingegen lieber bayerisch mag, kann Quark auf das Brötchen schmieren, Radieschenscheiben drauflegen und Schnittlauch darüber streuen. Schmeckt und sieht noch dazu appetitlich aus. Und das Gute für Diabetiker, die mit BE kalkulieren müssen: Gemüse bleibt ohne Anrechnung (Brötchen nicht!). Für das »Darunter« gilt: Semmeln, Baguette, Toast und Graubrot erhöhen den Blutzucker rasch und sind weniger als Unterlage geeignet – hingegen sind Vollkornbrot und Vollkornbrötchen ideal und machen zudem länger satt.

■ An die Pfanne!

Geizen Sie schon bei der Zubereitung von Gerichten mit Fett! Hilfreich ist hier eine beschichtete Pfanne, bei der nur eine kleine Menge Öl zum Braten nötig ist. Manchmal reicht es hier schon, die Pfanne lediglich mit Öl einzupinseln. Ganz ohne Fett geht es in einem Bratschlauch. Auch Garen und Dämpfen sind übrigens fettarme Zubereitungsformen, die Überraschendes bieten. Sie können Fisch beispielsweise ganz unkompliziert in einem Alufolienpäckchen zubereiten. Ganz ohne Fett! Einfach einige Gemüse wie Tomaten, Stangensellerie, Zucchini klein schneiden und mit Kräutern und etwas Zitronensaft, Knoblauch, Salz, Pfeffer in kleine Alufolienpäckchen in den Backofen schieben. 20 Minuten später können Sie jeweils ein Fischfilet in jedes Päckchen mit vorgegartem Gemüse setzen, die Päckchen verschließen und nochmals ungefähr 15 Minuten in den Ofen schieben. Sie werden erstaunt sein, welches Aroma sich beim Öffnen der Päckchen entfaltet. Und das Beste daran – natürlich neben dem herrlichen Geschmack: Sie kommen hier völlig ohne Kochfett aus. – Übrigens: Panieren und Frittieren sind sehr fettreiche Zubereitungsarten und sollten besser vermieden werden.

■ Topfgucken

Auch beim täglichen Kochen lässt es sich gut in Sachen Fett und Kalorien sparen – nicht nur, wenn es ums Braten geht. Auch die Auswahl der Zutaten spielt natürlich eine enorme Rolle. So liegen Sie beispielsweise immer richtig, wenn Sie Fleisch gegen Gemüse austauschen. Sie essen gerne Gulasch? Warum versuchen Sie es dann nicht einmal mit der fleischfreien Variante – Kartoffeln und Buschbohnen als Ersatz für Rind und Schwein? Zwiebeln, Paprikapulver, vielleicht etwas Kümmel und alles, was einem Gulasch den typischen Geschmack gibt, bleiben wie gewohnt gleich. Wem das zu »langweilig« schmeckt, der kann alternativ gemeinsam mit der geschnittenen Zwiebel etwas rohen Schinken mit anschwitzen – das verleiht dem ganzen Gericht eine herzhafte Note.

Wer rohen, mageren Schinken anstelle von fettem Speck beim Kochen von z. B. Eintöpfen verwendet, spart Fettkalorien.

Oder Sie bereiten einfach Ihr Gulasch oder auch Geschnetzeltes mit mehr Gemüse zu. Sparen Sie schon beim Anbraten Fett, nehmen Sie weniger Fleisch und geben Sie dann dafür zusätzlich z. B. geschnittene Möhren oder Paprika dazu.

Haben Sie schon einmal ein typisches französisches Gericht, das Ratatouille, versucht? Diese Art Gemüseeintopf gibt ein fantastisches Hauptgericht ab. Zucchini, Auberginen, Paprika, Tomaten, Lauch und Knoblauch spielen hier die Hauptrolle. Alles wird gewürfelt und nacheinander in ein wenig Fett angebraten. Zum Schluss die gewürfelten Tomaten hinzufügen, mit etwas Brühe aufgießen, salzen, pfeffern, Rosmarin dazugeben und 30 Minuten köcheln lassen. Wer arabisches Flair mag, fügt kurz vor dem Servieren einfach etwas gemahlenen Zimt und Nelkenpulver hinzu. Zimt sorgt noch dazu für eine Verbesserung des Blutzuckerspiegels. Dazu passen Naturreis, Couscous oder auch Vollkornnudeln.

Wenn Sie das Gefühl haben, dass Ihnen das Gemüse schon aus den Ohren wächst: Versuchen Sie es dazwischen einmal mit Fischragout, einem Fischspieß oder einem Geschnetzelten aus Geflügel! Das Zauberwort der gesunden und kalorienarmen Küche heißt: Abwechslung. Nur so macht das richtige Essen Spaß und Sie bleiben auch dran. – Übrigens: Wer die Haut vom Geflügel nicht mitisst, spart jede Menge Kalorien.

■ **Lecker – cremige Saucen ...**
Wer liebt sie nicht, die cremigen Saucen, die einem Gericht erst so richtig den Geschmack verleihen. Aber so gut sie schmecken, so gefährlich sind sie auch im Hinblick auf die Kalorien. Käse, Sahne, Saucenbinder sind hier die versteckten Dickmacher. Von Käsesaucen sollten Sie prinzipiell die Finger lassen. Denn neben dem würzigen Käse lauert hier meist noch eine andere Fettfalle: die Sahne, oft Basis der Sauce. Wer aber unter gar keinen Umständen auf die Käsesauce zu den Nudeln verzichten kann, sollte lieber etwas gesalzene und gepfefferte saure Sahne nehmen und ein wenig Parmesan über die Nudeln reiben. Das spart jede Menge Fett. Überhaupt können Sie Ihre Saucen ganz leicht »verschlanken«. So werden beispielsweise Saucenbinder und Mehlschwitzen überflüssig, wenn Sie stattdessen püriertes Gemüse, Kartoffeln oder Tomatenmark zum Andicken verwenden. Auch haben Sahne, Crème fraîche und Schmand (Fettgehalt zwischen 30 und 50 Prozent)

fettärmere Verwandtschaft: die saure Sahne, die lediglich mit 10 Prozent Fett zu Buche schlägt. Saucen, die beim Braten entstehen, können ebenfalls entfettet werden: Lassen Sie die Sauce abkühlen und heben Sie das fest gewordene Fett einfach ab bzw. fischen Sie es bei warmen Saucen mit einem Stück Küchenpapier ab. Dazu einfach das Papier über die Sauce ziehen (funktioniert übrigens auch bei Suppen). Sie werden sehen: Saucen können schmecken, ohne dass Sie beim Genießen ein schlechtes Gewissen haben müssen.

■ **Essen Sie die richtigen Beilagen!**

An Beilagen können Sie sich so richtig satt essen – vorausgesetzt, es sind die richtigen. Sie machen nie etwas falsch, wenn Sie als Beilage einen gemischten Salat wählen. Der darf dann auch gerne etwas größer sein, denn die grünen Blätter, Gurken und Tomaten machen nicht dick und liefern zusätzlich viele wichtige Vitamine. Vorsicht ist nur geboten, wenn Cocktail - oder Mayomarinaden die Kalorienbilanz wieder anheben. Bevorzugen Sie daher Essig und Öl oder Joghurtsaucen. Auch Kartoffeln sind besser als ihr Ruf. Denn sie sind durchaus keine Dickmacher, wie viele denken. Kommen sie allerdings in Form von Pommes frites oder als Gratin auf Teller, dann natürlich schon. Pellkartoffeln, Folienkartoffeln oder fettarm gebackene Kartoffeln mit Knoblauch aus dem Backrohr sind adäquate Begleiter im Kampf um die Pfunde. Aber auch Vollkornnudeln und Naturreis sind auf dem Teller willkommen. Oder wie wäre es zur Abwechslung mit einer Grilltomate als fruchtigen Begleiter? Einfach Backofen anschalten, Tomate halbieren, je nach Vorliebe mit etwas Knoblauch oder einem Hauch Semmelbrösel-Parmesan-Kräuter-Gemisch bestreuen. Für Gemüse als Beilage gibt es ohnedies grünes Licht. Vorausgesetzt, die bunten Fitmacher schwimmen nicht in Butter oder Öl.

■ Für den kleinen Hunger zwischendurch

Er kommt in schöner Regelmäßigkeit: der kleine Hunger zwischendurch. Groß ist die Versuchung, hier mit einem Schokoriegel aus der Naschschublade schnell Abhilfe zu schaffen. Aber lesen Sie sich einmal die Zutatenliste durch. Sie werden feststellen, dass hier jede Menge Fett und Zucker lauern. Außerdem treibt ein solcher Riegel den Blutzucker viel zu schnell nach oben, um langfristig satt zu machen. Essen Sie besser ein Stück Obst, ein kleines Sandwich mit Hüttenkäse oder einen fettarmen Joghurt. Wenn Sie in den Joghurt zusätzlich etwas Weizen- oder Haferkleie einrühren, erzielen Sie sogar noch einen besseren Sättigungseffekt. Oder Sie bereiten sich eine kleine Quarkspeise mit Früchten zu. Nehmen Sie dazu etwas Magerquark, süßen Sie diesen mit Süßstoff, geben Sie ein paar Spritzer Zitronensaft dazu und mischen Sie beispielsweise Himbeeren darunter. Ein kleiner Tipp: Wenn Sie Magerquark mit einem Schneebesen und etwas kohlensäurehaltigem Mineralwasser aufschlagen, schmeckt er fast wie Sahnequark.

Richtige Ernährung beginnt beim Einkaufen

Das Einkaufen ist natürlich die Grundlage jeglichen Essens. Überlegen Sie sich also schon vor dem Einkauf, was Sie in den nächsten Tagen kochen möchten, und planen Sie ein wenig voraus. Wenn Sie nämlich immer nur kurz vor Ladenschluss »schnell etwas zum Essen« einkaufen, birgt das die Gefahr, dass Sie wieder in Ihre alten Muster zurückfallen – zumindest in der ersten Phase Ihrer Ernährungsumstellung. Schaffen Sie des-

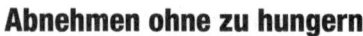
halb zuallererst die richtigen Vorräte an. Nudeln und Reis können hervorragend über eine längere Zeit gelagert werden. Wenn Sie dann noch ein paar Dosen geschälte Tomaten, ein Stück Parmesan, getrocknete Pilze, Kräuter, Zwiebeln und Knoblauch im Haus haben, können Sie schnell leckere und fettarme Gerichte zaubern – ein unüberlegter »Blitzeinkauf« wird ganz überflüssig.

Hier einige Grundregeln, mit deren Hilfe Sie Ihren Einkauf ganz nach Ihrer neuen Ernährungsweise gestalten:

- **Milch, Joghurt & Co.** Bei Milchprodukten sollten Sie immer zur fettarmen Variante greifen. Es gibt mittlerweile auch viele Quark- und Joghurtzubereitungen, die kaum mehr Fett enthalten aber dennoch sehr lecker schmecken. Probieren Sie einfach aus, was Ihnen am besten schmeckt. Denken Sie auch daran, anstelle von Crème fraiche oder Schmand besser saure Sahne in den Einkaufswagen zu packen.

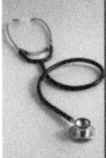

Fettarme Milchprodukte enthalten nicht nur weniger gesättigte Fettsäuren, Ihr Körper kann zudem mehr der wertvollen Milchstoffe, allen voran Kalzium, daraus aufnehmen.

- **So ein Käse!** Etwas schwieriger ist es mit Käse, da der Fettgehalt mit »Fett in der Trockenmasse« (F. i. Tr.) angegeben wird. Relativ fettarme Käsesorten sind beispielsweise Harzer, Schichtkäse, Limburger, Feta oder auch Romadur. Mittlerweile bieten einige Hersteller auch Standardsorten an, die fettreduziert sind. Prinzipiell sollten Sie alles, was mit Rahm- oder Doppelrahmstufe gekennzeichnet ist, besser im Regal lassen. Greifen Sie lieber zu Schicht- oder körnigem Hüttenkäse!

F. i. Tr.

Kurz für »Fett in der Trockenmasse« steht diese Angabe vor allem auf abgepacktem Käse zu lesen. Denn dieser verliert während seiner Reifung und Lagerung laufend an Feuchtigkeit – damit an Gewicht. Deshalb kann sich der Fettgehalt nur auf die Trockenmasse und nicht auf das Gewicht beziehen. Da Fett im gereiften und damit trockenen Käse konzentriert vorliegt, ist das »F. i. Tr.« naturgemäß meist recht hoch. Das hat der Verbraucher aber nicht gern, und so hilft man sich, indem man dessen Aufmerksamkeit auf »X-Prozent Fett absolut« lenkt. Schließlich macht dieser Wert meist nur ein Drittel des »F. i. Tr.« aus. So wird beispielsweise aus einem Käse mit 30 Prozent Fett in der Trockenmasse flugs einer mit 10 Prozent Fett absolut.

■ **Fleisch – aber mager!** Zwei bis dreimal pro Woche eine kleine Portion Fleisch ist durchaus erlaubt. Noch besser wäre es, wenn Sie einen Teil des Fleisches durch Fisch ersetzen würden. Wenn Sie Fleisch kaufen, achten Sie unbedingt auf den Fettgehalt. Empfehlenswert ist beispielsweise Kalbsfilet (1,4 % Fett), Schweinefilet (2,5 % Fett), Rinderfilet (4,4 % Fett) Lammfilet (3,4 % Fett), Hühnerbrust (0,9 % Fett), Putenbrust (1 % Fett), Schellfisch (0,1 % Fett) und Forelle (2,7 % Fett). Weniger günstig und mit Vorsicht zu genießen ist beispielsweise Kalbsbrust (6,3 % Fett), Schweineschulter (22,5 % Fett), Lammkeule (18 % Fett), Ente (17,2 % Fett), Suppenhuhn (20,3 % Fett) und Gans (31 % Fett).

■ **Eingelegtes lieber naturell!** Wenn Sie z. B. Thunfisch lieben, dann sollten Sie unbedingt darauf achten, auf welche Art er eingelegt ist. Vermeiden

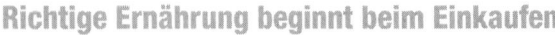
Sie Thunfisch in Öl und wählen Sie stattdessen die Variante »naturell« – das bedeutet, dass der Fisch im eigenen Saft eingelegt ist. Essen Sie gerne Feta? Der typisch griechische Schafskäse wird oft in kleinen Würfeln, die in Öl und Kräuter eingelegt sind, angeboten. Kaufen Sie besser Feta in der Salzlake und sparen Sie damit Fett. Die typischen Kräuter, wie z. B. Oregano, können Sie auch selbst zu Hause drüber streuen.

- **Tiefgekühltes – auf die Auswahl kommt es an.** Tiefkühlprodukte können einem das Leben sehr erleichtern. Verschiedene Gemüse, gehackte Kräuter, Fischfilets eignen sich hervorragend zur Vorratshaltung und sind, was den Gehalt an Vitaminen und Nährstoffen angeht, meist besser als ihr Ruf. Worauf Sie allerdings verzichten sollten, sind tiefgekühlte Fertiggerichte, da diese oft einiges Fett enthalten.

- **Viel Obst und Gemüse.** Wenn Sie einen Blick in Ihren Einkaufswagen werfen, sollten Obst und Gemüse den größten Platz einnehmen. Wenn Sie gut zu lagernde Gemüse wie Kartoffeln, Zwiebeln, Sellerieknollen und Karotten kaufen, haben Sie immer etwas im Haus, aus dem sich schnell eine Suppe, ein leckerer Eintopf oder eine gesunde Beilage zaubern lässt.

Lebensmittel mit geringem Fettgehalt

Wer abnehmen möchte, sollte unbedingt darauf achten, weniger Fett aufzunehmen. Deshalb geht es bei einer Umstellung der Ernährungsgewohnheiten oft darum, Fettfallen als solche zu erkennen und sie zu vermeiden. Doch das ist nur ein Teil der Geschichte. Es gibt nämlich Lebensmittel, die einfach von Natur aus schon fettarm sind. Wer also in seinen Speiseplan viele dieser Produkte einbaut, oder einfach fettreiche gegen fettärmere austauscht, tut viel für seine Kalorienbilanz und damit auch für seinen Diabetes. Ein Beispiel: Während 100 g unzubereiteter Schweinenacken mit 9,7 g Fett zu Buche schlägt, bringt es vergleichsweise ein Schweineschnitzel nur auf 1,9 g. Alleine durch den Austausch können Sie hier 7,8 g Fett sparen – ohne auf den Genuss verzichten zu müssen.

Die nachfolgende Tabelle zeigt Ihnen eine Auswahl fettarmer Lebensmittel, die Sie relativ bedenkenlos genießen können. Obst und Gemüse sind in dieser Aufstellung nicht berücksichtigt, da diese prinzipiell (Ausnahme: Avocados und Oliven) fettarm sind und in der »Fettbilanz« nicht berücksichtigt werden müssen.

Lebensmittel (100 g)	Fettgehalt in g
Bouillon (einfache Fleischbrühe)	0,1
Reis, geschält	0,2
Molke	0,2
Quark, mager	0,2
Champignons	0,2
Pfifferlinge	0,3
Steinpilze	0,4
Wurstsülze	0,5
Salzgebäck	0,5
Buttermilch	0,5
Schellfisch	0,6
Cornflakes	0,6
Hähnchenbrust	0,7
Barsch	0,8
Hecht	0,9
Mehrkornbrot	1,0
Roggenbrötchen	1,0
Mehrkornbrötchen	1,1
Vollkornbrot	1,2
Joghurt, 1,5 % Fett	1,3

Baguette	1,4
Miesmuscheln	1,4
Seezunge	1,4
Krebsfleisch	1,4
Krabben	1,4
Kefir, 1,5 % Fett	1,5
Dickmilch, 1,5 % Fett	1,5
Roggen (Korn), geschält	1,7
Buchweizen (Korn), geschält	1,7
Garnelen	1,7
Heilbutt	1,7
Kalbsschnitzel, mager	1,8
Kalb, Rouladenfleisch, mager	1,8
Scholle	1,9
Schweineschnitzel	1,9

Zucker, der süße Verführer

Noch vor einigen Jahren waren Zucker und damit zubereitete Lebensmittel für alle Diabetiker tabu. Als einzige Ausnahme von der Regel galt der Fall einer Unterzuckerung. Zwischenzeitlich haben sich die Vorgaben gelockert, da Wissenschaftler herausgefunden haben, dass der Blutzucker durch bestimmte Lebensmittel doch nicht so rasant ansteigt, wie ursprünglich angenommen. Auf normal gesüßte Leckereien muss heute kein Diabetiker mehr völlig verzichten. Ab und zu etwas Süßes, wenn notwendig mit der entsprechenden Anrechnung von BE, ist durchaus vertretbar.

Wie viel Gramm Zucker?

1 Würfelzucker entspricht ca. 3 g
1 gehäufter Teelöffel Zucker entspricht ca. 8 g
1 gehäufter Esslöffel Zucker entspricht ca. 20 g

Doch das ist nur die eine Seite der Medaille. Leider enthalten die meisten gesüßten Lebensmittel auch reichlich Kalorien. Typ-2-Diabetiker, die Übergewicht abbauen wollen, sollten den süßen Verführern besser aus dem Weg gehen. Süßes legt sich nämlich nicht nur auf die Hüften, sondern sättigt auch nur sehr kurzfristig. Der Griff zum nächsten Keks ist damit praktisch schon vorprogrammiert.

Die folgende Tabelle zeigt Ihnen eine kleine Auswahl an Lebensmitteln, die besonders zuckerhaltig und deshalb für Sie wenig empfehlenswert sind:

Lebensmittel (100 g bzw. 100 ml)	Gehalt an Zucker in g
Konfitüre, Honig	75 – 95
Lakritz, Gummibärchen	74 – 78
Baiser	64
Marzipan	50
Corn Pops	40
Sachertorte, 1 Stück	35
Rüeblitorte, 1 Stück	32
Schoko-Müsli	30
Mousse-Cremes	20 – 40
Käsesahnetorte, 1 Stück	22

Zuckeraustauschstoffe und Süßstoffe

Seit einigen Jahren gibt es süße Alternativen zum Zucker: Die Süßstoffe und Zuckeraustauschstoffe.
Zuckeraustauschstoffe, zu denen Sorbit, Xylit, Isomalt, Lactit, Mannit und Maltit zählen, liefern weniger Kalorien als Zucker. Sie schmecken süß und sie ersetzen darüber hinaus auch noch andere Eigenschaften des Zu-

ckers. So können mit diesen Stoffen beispielsweise Kuchen zubereitet oder Früchte eingekocht werden. Zuckeraustauschstoffe lassen den Blutzucker nur leicht und langsam ansteigen. Allerdings kann es bei manchen dieser Ersatzstoffe bei größerem Verbrauch zu unangenehmen Nebenerscheinungen wie zum Beispiel Blähungen oder Magen-Darm-Beschwerden kommen.

Fruchtzucker (Fructose) ist eigentlich auch ein Zuckeraustauschstoff, liefert allerdings genau so viele Kalorien wie Zucker. Der Vorteil von Fructose ist die starke Süßkraft – man benötigt wesentlich weniger zum Süßen als vergleichsweise mit Zucker. Außerdem kann Fruchtzucker teilweise insulinunabhängig vom Körper verwertet werden, was zu einem verlangsamten Blutzuckeranstieg führt. Kleinere Mengen können daher ohne BE-Anrechnung verwendet werden.

Süßstoffe hingegen sind für alle Diabetiker ohne Berechnung erlaubt, da sie kalorien- und kohlenhydratfrei sind. Sie sind optimal geeignet zum Süßen von Getränken, Süßspeisen, Kompott oder Saucen. Lange Zeit gab es in der Öffentlichkeit sehr kontroverse Diskussionen um diese süß schmeckenden, chemischen Substanzen und ihr mögliches gesundheitsgefährdendes Potenzial.

Heute weiß man, dass Süßstoffe in normalen Mengen gesundheitlich unbedenklich sind. Die gängigsten Süßstoffe sind Saccharin, Natriumcyclamat, Aspartame und Acesulfam-K.

Laut WHO beträgt die Obergrenze der täglichen Süßstoffmenge pro Kilogramm Körpergewicht:

Saccharin:	2,5 mg,
Natriumcyclamat:	12,5 mg,
Aspartame:	40 mg,
Acesulfam-K:	9 mg.

Essen im Restaurant

Damit Sie das Leben in vollen Zügen genießen können und auch die Freude an den schönen Dingen nicht zu kurz kommt, sollten Sie sich ab und zu einen richtig netten Abend gönnen. Vielleicht erst ins Kino und dann zum Italiener? Oder lieber zum Bowling und dann ins urige Wirtshaus um die Ecke? Kein Problem, denn selbst wenn Sie Ihren überflüssigen Pfunden den Kampf angesagt haben, müssen Sie nicht leben wie ein Asket.

Auch das Essen im Restaurant bietet Ihnen viele Möglichkeiten, gesund und fettarm zu genießen. Sie müssen nur einfach wissen, was Sie bestellen können, und vielleicht beim freundlichen Kellner hin und wieder einen Sonderwunsch äußern.

Hier ein paar Tipps, wie Sie im Restaurant garantiert kalorienarm schlemmen:

- **Finger weg vom Brotkorb!** Essen Sie sich nicht bereits am Brotkorb satt. Wenn Sie schon sehr hungrig sind, fragen Sie lieber nach einem Rohkostteller. Ein Glas Wasser, vor dem Essen getrunken, füllt den Magen ebenfalls vorübergehend.
- **Trinken Sie »verdünnt«.** Alkohol ist nur in Maßen geeignet, wenn Sie abnehmen möchten. Stoßen Sie mit Ihren Freunden doch einfach mit einer Weißweinschorle an. Der »gestreckte« Wein hat verhältnismäßig wenige Kalorien und schmeckt sehr spritzig. Mehr als zwei sollten es pro Abend allerdings auch nicht sein.
- **Vorspeisen – kein Problem, wenn es die richtigen sind.** Sie können ohne schlechtes Gewissen eine Vorspeise essen, wenn Sie die richtige wählen. Geeignet sind beispielsweise Salate – fragen Sie den Kellner unbedingt nach dem Dressing. Im Zweifels-

fall lassen Sie sich einfach Essig und Öl bringen. Oder Sie bestellen gegrillte Gemüse, wie sie beim Italiener und Griechen oft angeboten werden. Wenn Sie vielleicht den Eindruck haben, dass zu viel Öl dran ist – einfach unauffällig mit der Papierserviette abtupfen.

Gemüsesuppen wie Minestrone, geeiste Gurkensuppe oder auch klare Suppen mit einer leichten Einlage (z. B. Nudeln) sind ebenfalls ungefährlich für Ihr Kalorienkonto.

Meiden sollten Sie hingegen legierte, cremige Suppen, denn diese werden meist mit Sahne oder Schmand verfeinert. Wer es hingegen gerne so richtig herzhaft mag, kann eine Sülze essen. Gemüse-, Wurst- oder Kalbfleischsülzen haben meist wenig Fett. Allerdings sollten Sie bei den Beilagen besser auf die Bratkartoffeln verzichten. Fragen Sie den Kellner, ob Sie stattdessen die Sülze mit ein paar Salatblättern, Zwiebelringen und einem kleinen Schuss Essig angerichtet bekommen.

- **Hauptgerichte satt!** Egal, ob Sie italienisches, griechisches oder deutsches Essen bevorzugen – es gibt überall eine gute Auswahl an landestypischen Gerichten, die Sie bedenkenlos genießen können. Gerade die italienische Küche ist ein Schlaraffenland, wenn es um die gesunde Ernährung geht. Wenn Sie ein Nudelfan sind, kommen Sie hier voll auf Ihre Kosten.

  Beruhigt bestellen können Sie beispielsweise Pasta mit fruchtiger Tomatensauce, gebratenen Gemüsen, Meeresfrüchten oder Scampi. Nudeln in Käsesauce, überbackene Nudeln oder auch Calzone überlassen Sie besser den anderen.

  Auch mit Fisch liegen Sie immer richtig. Gebraten oder gegrillt, etwas verfeinert mit Kräutern, Knoblauch und Zitrone ist er ein gesunder, fettarmer Gaumenschmaus. Fragen Sie den Kellner zur Sicherheit nach der Zubereitungsart und bitten Sie im Zweifelsfalle darum, nicht zu viel Öl zu verwenden.

Aber auch die deutsche Küche hat einiges zu bieten. Wenn Ihnen beispielsweise der Sinn nach einem Wiener Schnitzel steht, schließen Sie einen Kompromiss und ordern Sie stattdessen ein Naturschnitzel. Sie können auch Tafelspitz bestellen, sollten allerdings Pell- oder Salzkartoffeln anstelle von Röstkartoffeln als Beilage wählen. Oder denken Sie an die Zeit des Spargels. An diesem köstlichen und gesunden Gemüse können Sie sich so richtig satt essen – wenn Sie die fettigen Saucen weglassen. Und wenn Sie einmal gar nicht wissen, was Sie von der Speisekarte wählen sollen, fragen Sie einfach nach einer Gemüseplatte.

Wer gerne asiatisch isst, hat ohnedies viele Joker in der Hand. Denn ob japanische Küche mit Fisch, Reis, Tofu und Soja oder thailändische mit viel Gemüse und Meeresfrüchte – das Essen ist meist leicht und bekömmlich.

■ **Desserts.** Für manche Menschen ist ein Essen ohne ein Dessert nur halb so schön. Eine Möglichkeit ist, einfach die Vorspeise wegzulassen, um Kalorien für den Nachtisch zu sparen. Dann nämlich ist auch eine Quark- oder Joghurtspeise, eine Kugel Eis oder ein kleines Stück Käsekuchen ab und zu durchaus vertretbar.

Oder Sie halten auf der Speisekarte Ausschau nach fruchtigen Desserts wie Fruchtsalat oder Erdbeeren und lassen einfach die Sahne weg.

Bewegung, die beste Medizin

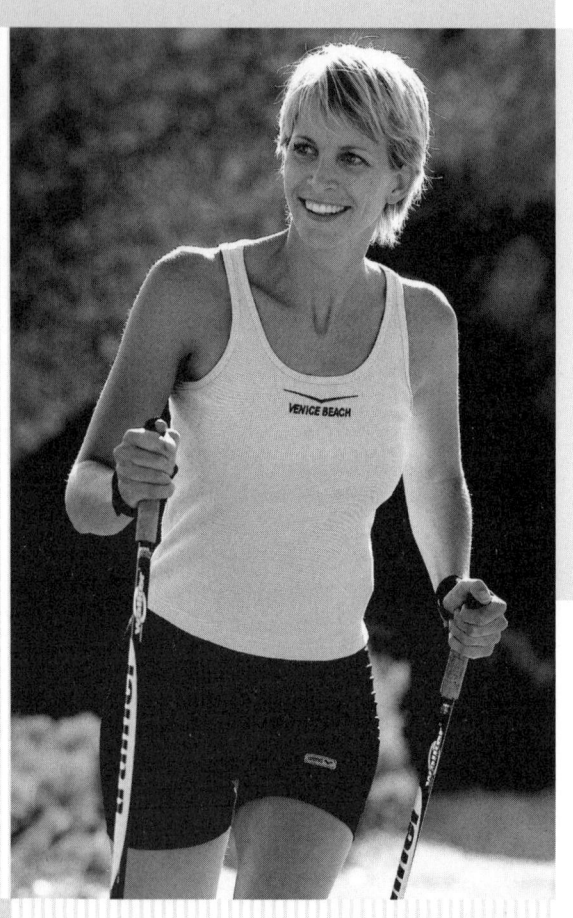

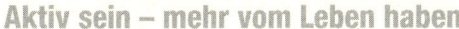
Aktiv sein –
mehr vom Leben haben

Wir sitzen am Schreibtisch, stehen in der U-Bahn, lümmeln auf der Couch und liegen abends schließlich im Bett. Im Vergleich zu unseren Vorfahren, die viele Arbeiten von Felderbestellen bis Häuserbauen noch selbst verrichtet haben, beanspruchen wir unseren Körper heute kaum noch.

Noch vor 100 Jahren hat der Mensch mit seiner Muskelkraft 90 Prozent des Energieaufkommens bestritten. Heutzutage liegt dieser Wert unter einem Prozent – Maschinen haben uns die meiste Arbeit abgenommen. Wir sind bequem geworden und müssen die Konsequenzen dafür tragen. Fehlt es uns nämlich an Bewegung, gehen wir enorme gesundheitliche Risiken ein. Schließlich ist Bewegung die beste Prophylaxe, wenn es darum geht, orthopädische Beschwerden, hohem Blutdruck und Stoffwechselstörung zu begegnen.

Rezeptfrei die Gesundheit fördern

Gerade Typ-2-Diabetikern eröffnet körperliche Aktivität enorme Chancen: Experten sind davon überzeugt, dass vier von fünf Typ-2-Diabetikern ihre Erkrankung alleine durch ausreichend Bewegung und eine vernünftige, kalorienreduzierte Ernährung kontrollieren könnten.

Und das Beste am hochwirksamen Medikament »Bewegung«: Sie brauchen dafür kein Rezept, es kostet nichts, macht Spaß und ist nebenwirkungsfrei – fast. Denn mit einer Nebenwirkung müssen Sie vermutlich rechnen:

Bewegung, die beste Medizin

Aktiv sein – mehr vom Leben haben

Dem Kauf von neuen Hosen oder Röcken, weil Ihre alten einfach zu weit geworden sind!

Als Typ-2-Diabetiker profitieren Sie von regelmäßiger körperlicher Aktivität gleich mehrfach: Sie bekommen Ihr Gewicht besser in den Griff, da Ihr Körper beim Sport zusätzliche Kalorien verbrennt. Sie senken Ihren Blutzucker und machen Ihren Körper wieder empfindlicher gegenüber dem noch vorhandenen Insulin. Und das besondere Extra: ein großes Plus an Lebensfreude und ein positives Lebensgefühl!

Bewegung bringt viele Vorteile

- Gewichtsreduktion: Wer sich bewegt, verbraucht mehr Kalorien,
- Blutzuckersenkung: Bewegung verbessert die Wirkung von Insulin,
- Verbesserung des Fettstoffwechsels: Das schlechte LDL und Triglyceride werden gesenkt, das gute HDL angehoben,
- Blutdrucksenkung: Positive Auswirkung auf das Herz-Kreislauf-System,
- reduzierter Medikamentenbedarf: Weniger Insulin und blutzuckersenkende Tabletten sind nötig (Absprache mit dem Arzt!),
- gesteigertes Wohlbefinden: Sport entspannt, macht fit und schenkt Lebensfreude.

Aber wie viel Bewegung ist denn genug? Während es für den einen schon eine Meisterleistung ist, wenn er ins Büro radelt, muss ein anderer täglich mindestens eine Stunde Joggen, um sich wirklich ausgeglichen zu fühlen. Bewegung ist also ein sehr dehnbarerer Begriff. Wichtig ist für Typ-2-Diabetiker vor allem, dass

Bewegung zu einem festen Bestandteil des Wochenablaufs wird. Ob Sie Rad fahren, laufen, walken, wandern oder schwimmen, bleibt dabei ganz Ihnen überlassen. Mit körperlicher Anstrengung ist übrigens nicht immer nur »Sport« gemeint. Auch Garten- und Hausarbeit, Spazieren gehen oder leichte Gymnastik haben bereits positive Auswirkungen auf den Stoffwechsel. Worauf es ankommt, ist ein zusätzlicher Energieverbrauch von mindestens 800 bis 1000 kcal pro Woche.

Mit ausreichender Bewegung und gesunder Ernährung kann ein Typ-2-Diabetes zurückgedrängt werden.

Die positiven Effekte körperlicher Aktivität stellen sich allerdings nur dann ein, wenn

■ die Bewegung regelmäßig, das heißt mehrmals wöchentlich (zwei- bis dreimal pro Woche) ausgeübt wird,

■ die Bewegungseinheiten jeweils mindestens 20, besser noch 30 Minuten umfassen, und

■ Dauer und Intensität allmählich gesteigert werden.

Sie sehen, es sind keine Spitzenleistungen notwendig, um den Stoffwechsel in gesunden Bahnen zu lenken und die Pfunde purzeln zu lassen. Was zählt, sind die kleinen »Häppchen« an Bewegung – vorausgesetzt, sie werden regelmäßig zugeführt.

Abseits davon können Sie in Ihrer Bewegungsbilanz mehr auf der Plus-Seite verbuchen, indem Sie einfach in Ihrem Alltag aktiver werden und mehrere kleine Bewegungseinheiten in Ihren Tagesablauf einbauen. Das könnte folgendermaßen aussehen:

■ Treppensteigen, anstatt den Lift oder die Rolltreppe zu benutzen,

■ mit dem Fahrrad und nicht mit dem Auto zum Einkaufen fahren,

■ eine Station früher aus Bus oder Bahn steigen und den restlichen Weg zu Fuß gehen,

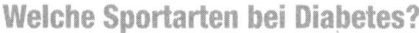
- den Rasen selber mähen, anstatt den Nachbars-jungen mähen zu lassen,
- öfter mal Unkraut jäten und Laub fegen,
- beim Telefonieren aufstehen und auf den Zehen-spitzen wippen,
- beim Zähneputzen auf der Stelle »marschieren«,
- nach dem Mittagessen einen kurzen, strammen Spaziergang einlegen,
- mit Freunden zum Kegeln anstatt (nur) zum Essen gehen.

Welchen Gewinn schon gewöhnliche Alltagsaktivitäten bringen, zeigt sich auch bei Hundebesitzern. Herrchen und Frauchen bewegen sich nämlich mindestens eine Stunde täglich an der frischen Luft. Egal, ob zügig oder eher gemächlich – der Auslauf für die vier Pfoten hält den Besitzer gesund. Aktuelle Statistiken zeigen, dass bei ihnen weniger Krankheitstage anfallen, sie bessere Blutwerte haben und auch seltener an Herz-Kreislauf-Beschwerden leiden.

Welche Sportarten bei Diabetes?

Eigentlich spielt es keine große Rolle, für welchen Sport Sie sich entscheiden. Letztlich zählt nur, dass Sie aktiv werden und auch etwas Spaß daran haben. Denn neben den sichtbaren Erfolgen wie eine schlankere Taille ist die Freude an der Bewegung der einzige zu-verlässige Garant dafür, dass Sie dran bleiben. Was nutzt es Ihnen, wenn Sie schwitzend mit hochrotem Kopf durch den Wald joggen, wenn Sie an nichts anderes als das Ende der Trainingseinheit denken können? Das sind denkbar schlechte Voraussetzungen, um eine Sportart wirklich langfristig zu betreiben. Wenn Sie also zu den Menschen zählen, die schon zum x-ten Mal mit dem Joggen begonnen haben, aber nach kurzer Zeit die Lust auf der Strecke geblieben ist, dann haben Sie wahrscheinlich einfach nur die falsche Sportart ausgewählt.

Versuchen Sie es doch besser mit einer Alternative, die Ihnen persönlich mehr liegt. Vielleicht ist beispielsweise Nordic Walking, das strammen Gehen mit Stöcken, mehr nach Ihrem Geschmack?

Ein weiterer Lustkiller in Sachen Bewegung ist übrigens »Über-Motivation«. Unabhängig davon, ob Sie radeln, schwimmen, laufen oder walken gilt: Wenn Sie bisher wenig oder gar nicht körperlich aktiv waren, gehen Sie es langsam an. Schalten Sie nicht gleich in den Turbo-Gang, sondern gewöhnen Sie Ihren Körper ganz allmählich an die neue Belastung. Wer sich schon am Anfang überfordert, ist oft schnell frustriert.

Der richtige Einstieg in ein bewegtes Leben

Unabhängig davon, welche Sportart Sie wählen, sollten Sie folgende Tipps unbedingt beherzigen:

- **Sprechen Sie zuerst mit Ihrem Arzt!** Eine ärztliche Untersuchung ist unbedingt erforderlich! Lassen Sie sich auch Tipps in Sachen Training und Trainingspuls geben. Diabetiker, die mit Insulin oder Sulfonylharnstoffen behandelt werden, müssen zusätzlich mit dem Arzt über die Reduktion der Dosis und die Aufnahme von zusätzlichen Kohlenhydraten sprechen!

- **Das Zauberwort heißt Regelmäßigkeit.** Nur wer regelmäßig trainiert, kann von den positiven Effekten des Ausdauertrainings profitieren. Eine einzelne Sportstunde verbessert Ihren Blutzucker noch nicht nachhaltig und lässt auch die Pfunde noch nicht purzeln. Es wird schon ein paar Wochen dauern, bis Sie erste Fortschritte spüren. Trotzdem dranbleiben!

■ **Gehen Sie es langsam an.** Geben Sie Ihrem Körper immer genügend Zeit, sich an größere Herausforderungen zu gewöhnen und vermeiden Sie zu große Belastungssteigerungen. Überanstrengen Sie sich nicht.

■ **Mindestens zwei Trainingseinheiten wöchentlich.** Für ein regelmäßiges Ausdauertraining sollten Sie mindestens zweimal pro Woche einplanen. Drei Einheiten wären optimal.

■ **Gönnen Sie sich Pausen.** Geben Sie Ihrem Körper nach einer anstrengenden Trainingseinheit ausreichend Zeit zum Regenerieren.

■ **Kein Training, wenn Sie krank sind!** Trainieren Sie nicht, wenn Sie an einem fieberhaften Infekt leiden. Auch, wenn Sie sich nur krank »fühlen«, sollten Sie besser eine Pause einlegen. Behalten Sie Ihre Gesundheit stets im Auge.

■ **Wenn Sie unsicher sind – fragen Sie Ihren Arzt oder einen Trainer.** Sind Sie unsicher bezüglich Ihrer Trainingsintensität? Haben Sie das Gefühl, dass Sie sich ständig überfordern oder unterfordern? Bei solchen Fragen sollten Sie sich an Ihren Arzt oder auch an einen Trainer wenden.

Am besten, Sie besprechen Ihre Ambitionen in Sachen Sport zuerst mit Ihrem Arzt. Er kann Ihnen sicherlich hilfreiche Tipps in Sachen Trainingsdauer, Intensität und Trainingspuls geben. Ein Arztbesuch ist ohnedies unbedingt notwendig, bevor Sie Ihre Laufschuhe schnüren oder sich in den Sattel schwingen. Denn es gibt durchaus medizinische Gründe, die Sport nur in begrenztem Umfang oder manchmal gar nicht er-

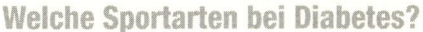
lauben. So können beispielsweise fortgeschrittene Nervenstörungen an den Füßen, arterielle Verschlusskrankheiten, spezielle Formen der Retinopathie, eine starke Mikroalbuminurie oder auch ein schwer einstellbarer, hoher Blutdruck gegen eine ausgiebige sportliche Betätigung sprechen.

Muskeln oder Ausdauer?

Muskeln können im Kampf um die schlanke Silhouette und einen intakten Stoffwechsel wahre Wunder vollbringen. Denn je mehr Muskeln wir haben, umso höher ist auch der Grundumsatz unseres Körpers, da die Muskelzellen auch im Ruhezustand Energie verbrennen. Das heißt, Muskeln helfen uns beim Abnehmen! Je mehr Fettmasse in Muskelmasse umgewandelt wird, umso höher ist auch der Energieverbrauch des Körpers – selbst, wenn wir gar nicht aktiv sind. Muskelaufbau ist, selbst für Senioren, unter Anleitung äußerst sinnvoll und fördert die Gesundheit.

> Suchen Sie sich eine Diabetes-Sportgruppe! Dort treffen Sie Gleichgesinnte und trainieren unter professioneller Anleitung.

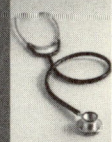

Ausdauertraining hingegen stärkt nicht nur das Herz-Kreislauf-System, sondern lässt auch das Fett schmelzen. Vorausgesetzt, Sie trainieren richtig. Wer also oft genug, zwei- bis dreimal pro Woche, lang genug, mindestens 20 bis 30 Minuten, und in der richtigen Intensität trainiert, also nicht zu heftig, der wird schon bald die positiven Effekte bemerken.

Bewegung, die beste Medizin
Welche Sportarten bei Diabetes?

Was die Pölsterchen schmelzen lässt

Fettverbrennung ist einer von zwei Wegen, den unser Körper beschreitet, um Energie zu gewinnen. Denn neben der Fettverbrennung gibt es natürlich auch noch die Bereitstellung von Energie aus Kohlenhydraten, also letztendlich aus Zucker. Bei der Fettverbrennung werden vom Körper freie Fettsäuren verbrannt. Diese gewinnt unser Organismus, indem er Depotfett – eben die ungeliebten Pölsterchen – in kleine Teile zerlegt. Im Vergleich zur Energiegewinnung aus Kohlenhydraten ist die aus Fett verhältnismäßig kompliziert. Dafür aber gewinnt unser Körper dabei mehr Energie.

Fettverbrennung findet im Körper rund um die Uhr statt. Schließlich verbraucht unser Körper auch Energie, während wir schlafen, und nicht nur dann, wenn wir aktiv sind.

Ideal wäre sicherlich die Kombination aus Muskel- und Ausdauertraining. Falls Ihnen die Entscheidung schwer fällt, sollten Sie sich aber prinzipiell immer für eine Ausdauersportart entscheiden. Oder haben Sie schon einmal darüber nachgedacht, ein Fitnessstudio zu besuchen? Dort können Sie nämlich ohne großen Aufwand gleichzeitig Ihre Muskeln stählen und auf dem Laufband oder Fahrrad unzählige Ausdauer-Kilometer bewältigen.

Die Zeiten, in denen hauptsächlich muskelbepackte Bodybuilder vor dem Spiegel Hanteln stemmten, sind längst vorbei. Immer mehr Menschen aller Altersstufen gehen regelmäßig ins Fitnessstudio. Sei es, dass Sie aufgrund orthopädischer Probleme ihre Rückenmuskulatur stärken müssen oder einfach, weil Sie gezielt Fett abbauen wollen. Nicht zu unterschätzen ist auch der Vorteil

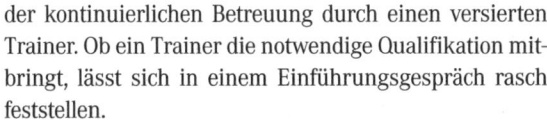

der kontinuierlichen Betreuung durch einen versierten Trainer. Ob ein Trainer die notwendige Qualifikation mitbringt, lässt sich in einem Einführungsgespräch rasch feststellen.

Sind Sie stark übergewichtig? Dann sollten Sie darüber nachdenken, mit einer möglichst gelenkschonenden Sportart wie Schwimmen oder Radfahren zu beginnen. Denn auch wenn Sie etwas molliger sind und Ihnen Ihre Pölsterchen manchmal im Weg sind: Überlassen Sie den Sport nicht den schlanken Zeitgenossen. Fangen Sie einfach mit einem ganz leichten Training an.

Wichtig ist, dass Sie als Neueinsteiger nicht einfach loslegen, sondern sich vorher überlegen, welche Sportart zu Ihnen passen könnte. Neben persönlichen Vorlieben spielen auch Alter, Lebenssituation und schließlich auch die Ergebnisse des Check-ups durch Ihren Arzt eine wichtige Rolle. Nachstehend finden Sie Kurzportraits der wichtigsten Ausdauersportarten.

Nordic Walking, der Volkssport der Finnen

Gehen ist für den Menschen die natürlichste Bewegungsform. Und mit Stöcken in der Hand, wie beim Nordic Walking, ist flottes Gehen sogar noch effizienter – über 90 Prozent aller Muskeln werden durch den finnischen Nationalsport trainiert. Denn die Stöcke sorgen dafür, dass auch die Muskeln im Oberkörper so richtig in Schwung kommen.

Zu verdanken haben wir das »Stockgehen« den Finnen. Genauer gesagt, den Trainern ihrer Skilanglaufmannschaften. Die nämlich haben den Langlauf ohne Schnee erfunden. Schon lange überbrücken die finnischen Spitzenskiläufer das Sommerhalbjahr, indem sie ohne Ski, aber mit Stöcken auf den schneelosen Loipen spurten.

Bewegung, die beste Medizin
Welche Sportarten bei Diabetes?

Gleich welche Altersgruppe, ob Sportneuling oder Profi: Nordic Walking wird auch in Deutschland immer beliebter. Zum einen bietet das schnelle Gehen mit Stöcken den Vorteil, dass es zu den praxistauglichen Sportarten gehört. Es ist keine aufwändige Ausrüstung nötig – alles, was Sie brauchen, sind die entsprechenden Nordic-Walking-Stöcke, Sportbekleidung und Turnschuhe. Es ist simpel in der Durchführung, denn schließlich sind wir von Kindesbeinen an im Gehen geübt. Darüber hinaus lässt sich Walken problemlos in den Alltag integrieren. Sie müssen dazu weder in ein Fitnessstudio gehen noch Mitglied in einem Verein werden. Sondern Sie können einfach loslegen – alleine oder mit sportlich Gleichgesinnten. Zum anderen kann der Finnensport mit einer Fülle an positiven Effekten für den Körper ebenso wie für die Seele aufwarten.

Dieses breite Spektrum an Vorteilen hat sich inzwischen herumgesprochen – für viele ist Nordic Walking die lang gesuchte Alternative zum Joggen. Der Sport ist für alle – jung wie alt - gleichermaßen geeignet, belastet die Gelenke dank der Stöcke deutlich weniger als Joggen, und trainiert dabei mehr Muskeln. Unter anderem deshalb, weil zur Fortbewegung wesentlich mehr Muskeleinsatz erforderlich wird. Beim Walken sind die so genannte Stützmuskulatur, also die Muskeln an den Oberschenkeln, den Waden, am Rücken und am Po, und die Armmuskulatur stärker an der Bewegung beteiligt. Diese Mehrarbeit erhöht auch den Energieverbrauch. Was letztlich dazu führt, dass überflüssige Pfunde leichter von den Rippen schwinden.

Wie funktioniert Nordic Walking? Technik und Bewegungsablauf sind dem Skilanglauf sehr ähnlich. Bevor Sie aber gleich nach Ihren neuen Stöcken greifen, be-

Bewegung, die beste Medizin

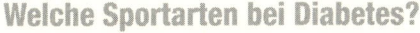

Welche Sportarten bei Diabetes?

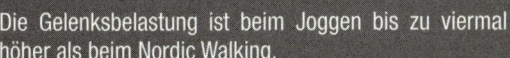
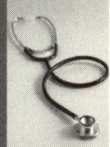

Die Gelenksbelastung ist beim Joggen bis zu viermal höher als beim Nordic Walking.

obachten Sie sich zuerst einmal selbst beim Gehen. Sie werden feststellen, dass sich immer das rechte Bein und der linke Arm beziehungsweise das linke Bein und der rechte Arm gleichzeitig nach vorne bewegen. Dieser natürliche diagonale Bewegungsablauf ist ein wesentliches Element des Nordic Walking. Vergrößern Sie jetzt auch noch die Schrittlänge ein wenig und lassen die Arme etwas aktiver und parallel zum Körper schwingen, trainieren Sie bereits Grundlegendes für die richtige Technik, und es fehlen nur noch die Stöcke.

Mittlerweile gibt es fast überall in Deutschland Nordic-Walking-Gruppen – ideal für Menschen, die gerne mit Gleichgesinnten Sport treiben. Der Vorteil einer solchen Gruppe: Sie starten von Anfang an mit der richtigen Walking-Technik, da meist ein Trainer oder zumindest erfahrene Nordic Walker mit zur Stammbesetzung gehören.

Joggen bringt Sie auf Trab

Viele Nicht-Sportler glauben, Jogger quälen sich beim Laufen. Doch wer sich einmal selbst aufgerafft hat und längere Zeit dabei bleibt, merkt schnell, wie gut das Laufen tut. Und – der konsequente Läufer wird mit dem viel zitierten »Runners High« belohnt, dem Glücksgefühl, das durch Ausschüttung von Endorphinen erzeugt wird. Voraussetzung für das Strömen dieser Glückshormone ist allerdings regelmäßiges Training.

133

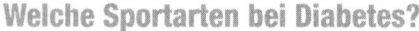

Bewegung, die beste Medizin
Welche Sportarten bei Diabetes?

Laufen ist, ebenso wie das Gehen, eine kinderleichte Sache. So denken zumindest die meisten. Doch auch beim Joggen ist die Technik und vor allem die richtige Trainingsintensität ein wesentlicher Faktor. Maß und Methode des Trainings entscheiden schließlich darüber, ob das Joggen tatsächlich gesundheitsfördernd ist. Viele Anfänger machen den Fehler, ihren Körper hoffnungslos zu überfordern. Zu schnell, zu hektisch, zu weit – das bringt nur kurzen Atem, Erschöpfung und viel Muskelkater. Der Gesundheit nutzt das aber herzlich wenig. Doch das soll Ihnen den Spaß am Laufen nicht verderben. Denn wenn Sie es langsam angehen lassen, kann nicht viel schief gehen. Als Faustregel gilt beim Joggen immer: Wählen Sie die Intensität des Trainings so, dass Sie sich während des Laufens unterhalten können. Das macht mehr Spaß und gewährleistet das optimale Lauftempo.

Die richtige Trainingsintensität

Der Effekt eines Trainings sollte weder an der Schweißmenge noch am morgendlichen Muskelkater beurteilt werden. Die Herzfrequenz ist die einzige zuverlässige Messgröße, nach der die individuelle Trainingsbelastung bestimmt werden kann.

Die Herzfrequenz gibt an, wie oft das Herz in der Minute schlägt. Die Messung der Herzfrequenz ist also nichts anderes als die Pulsmessung. Bei jedem Training gibt Ihr Herz den Takt an! Deshalb ist es besonders wichtig, dass Ihr allererster Lauf jener zum Arzt ist. Im Rahmen dieses Check-ups wird dann auch ein Belastungs-EKG durchgeführt. Das ist wichtig, denn anhand der Ergebnisse kann der Arzt gemeinsam mit Ihnen den für Sie günstigen Trainingsbereich (Trainingspuls) festlegen. Über-, aber auch Unterforderung können so vermieden werden.

Die einfachste Art, die Herzfrequenz beim Sport zu bestimmen, ist die manuelle Pulsmessung. Unterbrechen Sie dafür kurz Ihr Training und messen Sie mit Ihren Fingerspitzen für zehn Sekunden Ihren Puls am Handgelenk. Multiplizieren Sie diesen Wert mit sechs, und Sie wissen, wie hoch Ihr Puls beziehungsweise Ihre Herzfrequenz ist. Sie erhalten so einen guten Richtwert. Ganz genau ist die manuelle Messung leider nie, weil Ihr Puls in der Sekunde, in der Sie für die Messung stehen bleiben, flacher wird. Wesentlich genauer arbeiten hier digitale Herzfrequenz-Messgeräte. Mit Hilfe dieser Geräte kann der genaue Puls bequem bestimmt werden, ohne dass dafür das Training unterbrochen werden muss.

Egal, wie schnell oder langsam Sie laufen, Sie verbrennen bei dieser Sportart ordentlich Kalorien. Zwischen 600 und 700 sind es ungefähr pro Stunde – je nachdem, wie intensiv Sie trainieren. Natürlich ist das nicht die einzige positive Auswirkung des Joggens, aber im Kampf um die Pfunde und den Diabetes sicherlich eine sehr wichtige. Davon profitieren Herz-Kreislauf-System, die Blutgefäße, die Lunge, der gesamte Stoffwechsel, Muskeln, Nerven und Immunsystem enorm. Allerdings setzt Laufen, im Gegensatz zum Nordic Walking, voraus, dass Ihr Bewegungsapparat belastungsfähig ist. Knochen, Gelenke und Bänder müssen gesund sein, sonst schadet Joggen mehr als es nützt.

Treten Sie in die Pedale

Lassen Sie sich den Wind um die Nase wehen. Satteln Sie Ihren Drahtesel und radeln Sie über Felder, Wiesen und durch Wälder. Genießen Sie die Natur in vollen

Bewegung, die beste Medizin
Welche Sportarten bei Diabetes?

Zügen – das ist vom hohen Ross aus besonders schön. Und bringt Ihrem Körper so ganz nebenbei eine Menge gesundheitlicher Vorteile.

Radfahren ist besonders für Menschen geeignet, die deutlich ein paar Pfunde zu viel mit sich herumtragen, denn das Körpergewicht wird vom Fahrrad getragen. Eine Überbelastung von Gelenken und Wirbelsäule ist beim Radeln deshalb nicht zu befürchten. Voraussetzung dafür ist aber, dass die Sitzposition eher aufrecht und die Sattelhöhe richtig eingestellt ist. Beim Treten sollte die Streckung des Beins fast erreicht werden. Die zyklische Tretbewegung stärkt zudem auch die Gelenkknorpel – davon profitiert insbesondere das Knie. Einem möglichen Gelenksverschleiß kann so vorgebeugt werden.

Zusätzlich kräftigt das »Pedaletreten« auch die Rückenmuskulatur und hält die Bandscheiben geschmeidig. Doch auch Ihr Herz-Kreislauf-System und vor allem Ihr Stoffwechsel werden es Ihnen danken, wenn Sie Ihren Drahtesel regelmäßig aus seinem Stall holen.

Radfahren ist eine ideale Einsteigersportart. Es muss keine aufwändige neue Ausrüstung angeschafft werden – fast jeder hat ein Fahrrad in Garage oder Keller, und es gibt keine Technik, die erlernt werden muss. Da der Muskeleinsatz beim Radfahren etwas geringer ist als beispielsweise beim Laufen oder Walken, ist auch der Kalorienverbrauch etwas niedriger. Deshalb sollten Sie nach der Einsteigerphase versuchen, Ihr Radel-Pensum etwas noch oben zu schrauben. Ungefähr 300 kcal verbrennt Ihr Körper, wenn Sie eine Stunde moderat in die Pedale treten.

Übrigens: Zu einer guten Ausrüstung gehört auch ein Fahrradhelm, um bei Stürzen Kopfverletzungen zu vermeiden.

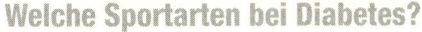
Machen Sie es wie die Nixen

Ein herrliches Gefühl – fast schwerelos durch das Wasser zu gleiten. Zu verdanken haben wir das Wissen um den Auftrieb eines Körpers im Wasser einem Mann namens Archimedes. In seiner Marmorbadewanne sitzend, machte der Grieche schon früh in der Menschheitsgeschichte die Entdeckung, dass auf einen Körper, der ins Wasser getaucht ist, von unten Kräfte wirken.

Schwimmen ist unter orthopädischen Gesichtspunkten eine der gesündesten Sportarten überhaupt, da durch das Phänomen Auftrieb Knochen, Gelenke und Bänder wenig belastet werden. Dafür werden die Muskeln in Armen, Beinen und Rumpf gleichermaßen beansprucht und das Herz-Kreislauf-System effektiv trainiert. Einen Energieverbrauch von ca. 150 kcal können Sie nach einer halbe Stunde Schwimmen auf Ihr Konto buchen.

Anders als beim Radfahren setzt Schwimmen etwas Technik voraus. Wer falsch krault, schadet beispielsweise seiner Halswirbelsäule. Aber auch beim Brustschwimmen gibt es einiges zu beachten. Wer wie eine Schildkröte, den Kopf weit aus dem Wasser gereckt, seine Bahnen zieht, darf sich nicht wundern, wenn der Nacken verspannt ist und Rücken irgendwann weh tut – schließlich geht diese Haltung auf die Rückenwirbelsäule. Aus Angst um die Frisur sollte niemand Rückenschmerzen riskieren. Wer bei Brustschwimmen den Kopf ein wenig eintaucht und wieder heraushebt schwimmt gesünder und sorgt gleichzeitig für eine regelmäßigere und tiefere Atmung.

Einige kleine Vorbereitungen sorgen dafür, dass der Spaß bestimmt nicht baden geht:

■ Gehen Sie nie mit vollem Bauch schwimmen! Gönnen Sie Ihrem Körper zwei Stunden Pause, bevor

Sie durch den Pool pflügen. So wird Ihr Atem- und Bewegungsrhythmus nicht von Völlegefühl beeinträchtigt.

■ Menschen mit niedrigem Blutdruck sollten sich bei großen Temperaturunterschieden zwischen Wasser und Luft erst abkühlen. Stecken Sie einfach erst die Hände bis zur Pulsader ins Wasser und arbeiten Sie sich denn systematisch über Unter- und Oberarme vor.

■ Schützen Sie Ihre Augen vor Chlor und verwenden Sie eine Schwimmbrille.

■ Cremen Sie sich vor dem Schwimmen mit einer fetthaltigen Lotion ein, um sich besser vor Austrocknung durch Chlorwasser zu schützen.

Wassertemperaturen unter 20 Grad Celsius sind für das Ausdauerschwimmen weniger geeignet, da der Körper schneller auskühlt.

Was Diabetiker beim Sport beachten müssen

Diabetiker, die einen sorgfältigen Check-up bei Ihrem Arzt durchgeführt und daraufhin grünes Licht bekommen haben, können nun unbeschwert ihrem neuen Hobby frönen.

Für sie gilt nur, was allen Sportlern ein wichtiger Grundsatz sein sollte: Nichts übertreiben! Viel hilft nicht unbedingt immer viel und ein Zuviel kann schnell die Freude an der Bewegung trüben.

Seien Sie geduldig mit Ihrem Körper und erwarten Sie nicht, dass er nach jahrelanger Sportabstinenz sofort Höchstleistungen vollbringt. Wenn Sie anfänglich nur 500 Meter laufen oder drei Bahnen schwimmen können, ist das kein Grund, aufzugeben. Bleiben Sie

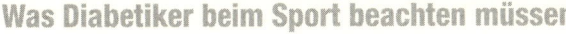
dran, und Sie werden schnell merken, dass Ihnen die Bewegung von Mal zu Mal leichter fällt und Sie bald die doppelte Strecke bewältigen können.

Obwohl das Thema in den vorangegangenen Seiten nie explizit erwähnt wurde: Dehnen vor und nach der Belastung ist auch für Hobbysportler wichtig – vor allem für Jogger und Nordic Walker.

Als Diabetiker sollten Sie beim Sport immer ihren Diabetiker-Ausweis dabei haben. Informieren Sie sicherheitshalber auch Ihre Mitsportler über Ihren Diabetes.

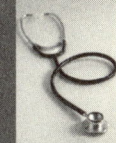

Eine andere Sache ist vor allem für die »Fußarbeiter« unter den Sportlern wichtig: Die Wahl des richtigen Schuhs. Hierauf sollten gerade Diabetiker besonderes Augenmerk legen, da sonst die Gefahr von Druckstellen, die sich entzünden können, droht. Diese können unter anderem entstehen, wenn es zu starker Reibung zwischen Schuh und Fuß kommt. Ein solcher Scheuereffekt tritt beispielsweise ein, wenn die Schuhe etwas zu groß sind und man damit abwärts geht oder läuft – innerhalb kürzester Zeit können hier Blasen entstehen.

Auch die Socken müssen sorgfältig gewählt werden. Eng, aber nicht zu eng, und faltenfrei sollten sie am Fuß liegen, damit Blasen und aufgeriebene Stellen vermieden werden.

Sport unter Insulin oder Sulfonylharnstoffen

Bei körperlicher Anstrengung sinkt der Blutzucker – ein an sich sehr wünschenswerter Effekt. Während aber bei gesunden Menschen der Körper dafür sorgt, dass es zu keiner Unterzuckerung kommt, müssen manche Typ-2-Diabetiker selbst darauf achten, dass der Blutzucker im grünen Bereich bleibt. Das gilt hauptsächlich für all jene, die Insulin spritzen oder mit Sulfonylharnstoffen behandelt werden. Sie sollten, wenn möglich, Sport und Bewegung möglichst nach Zeitpunkt, Intensität und Dauer planen und entsprechende Vorbereitungen treffen. Für den Typ-2-Diabetiker kann das unter Umständen bedeuten, dass die Insulindosis oder die Tablettendosis reduziert werden muss und/oder zusätzlich Kohlenhydrate, so genannte Sport-BE, gegessen werden sollten. Diabetes, der mit Insulin oder Sulfonylharnstoffen behandelt wird ist bestimmt kein Grund, dem Sport zu entsagen, setzt aber voraus, dass Sie Ihre Therapie entsprechend anpassen können. Sprechen Sie unbedingt mit Ihrem Arzt darüber!

Basis all dieser Maßnahmen ist die Messung des Blutzuckers. Um die individuelle Anpassung beim Sport vornehmen zu können, ist es erforderlich, dass vor, während und nach der Belastung der Blutzucker getestet und dokumentiert wird.

Wichtig ist auch, dass Sie beim Sport nicht nur Ihren Diabetiker-Ausweis mit sich führen, sondern auch für den Fall einer Unterzuckerung immer vorsorgen und zusätzliche »Not-BEs« (z. B. Traubenzucker) in der Tasche haben.

Gold für Diabetiker

Sie heißen Carsten Fischer, Dimo Wache, Steven Redgrave und Gary Hall und haben eines gemeinsam: Sie alle sind Diabetiker die der Welt zeigen, dass sportlichen Höchstleistungen trotz Zuckerkrankheit möglich sind.

Bewegung, die beste Medizin
Was Diabetiker beim Sport beachten müssen

Immer wieder demonstrieren zuckerkranke Leistungssportler eindrucksvoll, dass Spitzensport und Diabetes sich nicht ausschließen müssen. Carsten Fischer, deutscher Hockey-Nationalspieler, wurde mit seiner Mannschaft 1992 Olympiasieger in Barcelona. Dimo Wache, Torwart des Fußball-Bundesligisten FSV Mainz 05, erfuhr vor fünf Jahren, dass er an Diabetes leidet. Trotzdem spielt der Mainzer mit seiner Mannschaft heute in der 1. Bundesliga. Steven Redgrave, mit 40 Jahren in Sydney 2000 zum fünften Mal Goldmedaillengewinner, ruderte der Konkurrenz seit Jahren auf und davon. Gary Hall gewann ebenfalls bei den Olympischen Spielen 2000 – seine Goldmedaille über 50 Meter Freistil widmete er spontan allen Diabetespatienten in der Welt. Also genau genommen auch Ihnen. Lassen Sie sich anstecken von diesen Menschen, die sich trotz ihrer Stoffwechselerkrankung nie davon abbringen ließen, ihrer Leidenschaft, dem Sport, nachzugehen.

Literatur

Der große Ratgeber Vitamine, Mineralstoffe, Nahrungsergänzungsmittel. Verlag Das Beste, 2001

DiabetesProfi. Kirchheim-Verlag, Februar / August / Oktober 2004

Friesewinkel, Harald: Das Wichtigste über Diabetes. Knaur, 2004

Froesch, E. Rudolf / Matelli, Elisabetta: Diabetes, 600 Fragen – 600 Antworten. Midena, 2001

Geiger, Ludwig V.: Gesundheitstraining. BLV, 1999

Mühlfriedel, Bernd: Trainingslehre. Diesterweg, 1996

Müller, Sven-David / Pfeuffer, Christiane: Genussvoll essen bei Diabetes. Knaur, 2003

Müller, Sven-David: Diabetes-Ampel. Knaur, 2003

Polunin, Miriam: Die 50 besten Lebensmittel für Ihre Gesundheit. Mosaik, 1998

Pramann, Ulrich: Das Wohlfühl-Buch. Südwest, 1997

Praxmayer, Claudia: Kalorien nach Plan. Midena, 1999

Roßmeier, Armin: Nährwerttabelle. Südwest, 1996

Schatz, Helmut (Hrsg.): Diabetologie kompakt. Thieme, 2004

Schmiedel, Volker: Typ-2-Diabetes. Heilung ist möglich. Haug, 2004

Standl, Eberhard / Mehnert, Hellmut: Das große Trias-Handbuch für Diabetiker. Trias, 2001

Standl, Eberhard: Diabetes schnell verstehen und richtig handeln. Trias, 2002

Teuscher, Arthur: Gut leben mit Diabetes Typ 2. Trias, 2002

Wenzel, Bettina: Nordic Walking – Schritt für Schritt gesund und fit. Goldmann, 2003

Register

Extreme Zuckerwerte

Die häufigsten Ursachen für eine Unterzuckerung sind das Auslassen einer Mahlzeit, außergewöhnliche körperliche Anstrengung, ein Zuviel an Insulin oder eine zu hohe Dosis blutzuckersenkender Medikamente, Erbrechen und Durchfall, aber manchmal auch Alkohol.

Symptome einer leichten Hypoglykämie (Unterzuckerung)
- ❏ Schwitzen
- ❏ blasse Haut
- ❏ Zittrigkeit
- ❏ Heißhunger
- ❏ Herzrasen
- ❏ Nervosität
- ❏ weiche Knie
- ❏ Kopfschmerzen
- ❏ »seltsame Gedanken«

Symptome einer schweren Hypoglykämie (Unterzuckerung)
- ❏ Sprachstörungen
- ❏ Sehstörungen
- ❏ Schwindel
- ❏ Aggressivität
- ❏ Krampfanfall
- ❏ Bewusstseinstrübung, Bewusstlosigkeit